Yoga superfácil

El editor no se responsabiliza de la eficacia y seguridad de la información científica, sanitaria, psicológica, dietética y alimentaria que se ofrece en este libro. Cada persona debe valorarla con sentido común y contrastar toda la información necesaria con especialistas. En caso de duda a la hora de realizar cualquier ejercicio físico, le recomendamos que consulte a su médico.

Primera edición: abril de 2023
Título original: *Chokantan Yoga De Wakagaeri Ga Tomaranai!*
Publicado originalmente en Japón en 2019 por SEKAIBUNKA HOLDINGS Inc.
Los derechos de traducción al castellano se han gestionado con SEKAIBUNKA Publishing Inc.
a través de TOHAN CORPORATION, Tokio (Japón).

© Miho Takao, 2019
© de la traducción, Makoto Morinaga, 2023
© de esta edición, Futurbox Project S. L., 2023
Todos los derechos reservados.
Originally published in Japan in 2019 by SEKAIBUNKA HOLDINGS INC.
Spanish translation rights arranged with SEKAIBUNKA Publishing Inc. through TOHAN CORPORATION, TOKYO.

Créditos del personal de la edición original en japonés:
Dirección artística: Kyoko Kato (Sidekick)
Diseño: Miyuki Agatsuma (Sidekick)
Fotografía: Natsuko Okada
Peluquería y maquillaje: Miho Funyu (On The Stomach)
Modelo: Manami Iga
Vestuario: UNDER ARMOUR
Ilustraciones: Mika Okada, Tomoko Yuzawa
Asistentes editoriales: Motoko Aridome, Yuki Igarashi
Editor: Reiko Miyake

Diseño de cubierta: Taller de los Libros

Publicado por Kitsune Books
C/ Aragó, n.º 287, 2.º 1.ª
08009, Barcelona
www.kitsunebooks.org

ISBN: 978-84-18524-49-3
THEMA: VFMG1
Depósito legal: B 6191-2023
Preimpresión: Taller de los Libros
Impresión y encuadernación: Liberdúplex
Impreso en España – *Printed in Spain*

MIHO TAKAO

YOGA
SUPERFÁCIL

El método Takao para ponerte en forma
con solo 5 minutos al día

TRADUCCIÓN DE
Makoto Morinaga

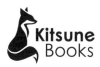
Kitsune
Books

ÍNDICE

Prólogo - ¡Trabaja los músculos del suelo pélvico para retrasar
el envejecimiento! 6

Parte 1

Fortalece el suelo pélvico para rejuvencer y ganar en salud 19
Artículo saludable de la doctora 1 46

Parte 2

Empieza a trabajar y siéntete siempre joven 47
Ejercicios 52
Artículo saludable de la doctora 2 82

Parte 3

¡Ponte más guapa! Programa por objetivos 83
Artículo saludable de la doctora 3 92

Parte 4

Alivia el cuerpo y la mente. El yoga de tu vida 93
Ejercicios 96

Epílogo 109
Sobre la autora 110

Prólogo

¡Trabaja los músculos del suelo pélvico para retrasar el envejecimiento!

En primer lugar, quiero agradecerte que hayas adquirido mi libro.

Me llamo Miho Takao y soy ginecóloga y médico deportiva. En mi trabajo como subdirectora de una clínica especializada en salud femenina, intervengo a diario en revisiones ginecológicas y en atención ambulatoria. Además de mi trabajo en el campo de la medicina, imparto clases de yoga, algo que puede resultar un tanto inusual. Algunos de mis alumnos me apodan «la doctora yoga».

Cuanto más aprendo sobre el cuerpo de la mujer a través de la práctica médica, más convencida estoy de que no todos los problemas pueden resolverse con la medicina occidental, que se limita a diagnosticar a las mujeres sin ir más allá de sus cuerpos. Cada día estoy más convencida de la necesidad de **una perspectiva que haga hincapié en el flujo y la armonía del todo,** como ocurre en la medicina oriental y el yoga.

Si me preguntaran qué debe hacer una mujer para retrasar el envejecimiento, no dudaría en mi respuesta.

¡Trabaja los músculos del suelo pélvico para reducir el envejecimiento!

Los músculos del suelo pélvico son, como su nombre indica, los que se encuentran en la parte inferior de la pelvis. Sirven de apoyo al útero y a otros órganos internos y tienen gran relevancia en la salud y el bienestar de las mujeres.

No obstante, no es una tarea sencilla usarlos de forma consciente. En este libro te enseñaré qué ejercicios de yoga te ayudarán a fortalecer los músculos del suelo pélvico de forma eficaz y segura, pues he seleccionado las posturas más fáciles de realizar para que estén al alcance de todo el mundo.

Si a pesar de no gustarte el deporte, o de no tener tiempo, logras establecer una rutina de cinco minutos diarios, te sentirás más joven y con buena salud.

Espero ayudarte a ponerte en forma y a ganar en salud y belleza.

Miho Takao
Obstetra y ginecóloga
especializada en yoga

¿Dónde están los músculos del suelo pélvico?

Es posible que hayas oído hablar de los músculos del suelo pélvico, pero te resulte difícil saber dónde se encuentran. Como su nombre indica, estos músculos se localizan en la parte inferior de la pelvis y presentan una **morfología similar a la de una hamaca que sostiene el útero, la vejiga, el recto y otros órganos internos importantes.**

Junto con la musculatura profunda —o *core*—, es la encargada de dar estabilidad al tronco y está formada por el diafragma, que permite la respiración; el músculo transverso del abdomen, que recorre el abdomen como si fuera un cinturón que abarca desde las costillas inferiores hasta la pelvis; y el músculo multífido, que estabiliza la postura desde la parte interna de la espalda. Además, también trabajan los glúteos mayores y los músculos aductores de la parte interna de los músculos (página 34).

Los músculos del suelo pélvico, además, desempeñan otra importante función: el **control de la excreción.** En el suelo pélvico femenino encontramos tres orificios: la uretra, la vagina y el ano. De ellos, la uretra y el ano se encargan de la excreción. Las pérdidas de orina durante el embarazo y el posparto y los problemas para ir al baño que aparecen después de la menopausia se deben a que los músculos del suelo pélvico se sobrecargan y se debilitan.

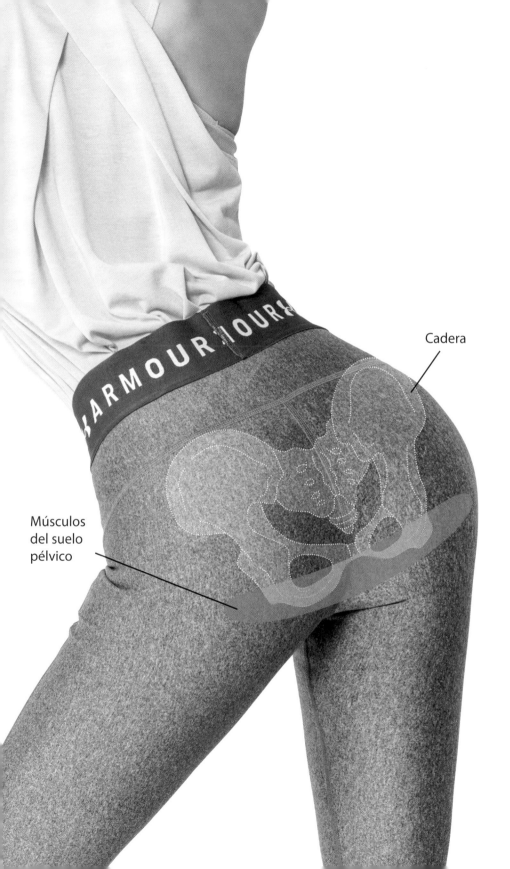

Cadera

Músculos
del suelo
pélvico

¡Todo cambia al trabajar el suelo pélvico! ¡Obtendrás muchos beneficios!

¿Qué cambios crees que se producirían en tu cuerpo trabajando el suelo pélvico? En primer lugar, cambiará cómo te ves por fuera. Los músculos del suelo pélvico trabajan a la par que otros grupos musculares, por tanto, al fortalecer el suelo pélvico también trabajarás los músculos de la parte interna de los muslos, los glúteos, el abdomen y la espalda. Con esto **mejorarás la postura, acentuarás la cintura, reducirás el abdomen y elevarás los glúteos,** entre muchos otros beneficios.

Restaurar las funciones de los músculos del suelo pélvico te ayudará a ir mejor al baño y evitará las pequeñas pérdidas. También notarás una mejoría en caso de que sufras menstruaciones dolorosas, o síndrome premenstrual (SPM), relaciones sexuales dolorosas u otros problemas relacionados con el aparato reproductor femenino.

Como ves, el entrenamiento del suelo pélvico es una parte esencial de la belleza y la salud de las mujeres.

Los múltiples beneficios del fortalecimiento del suelo pélvico

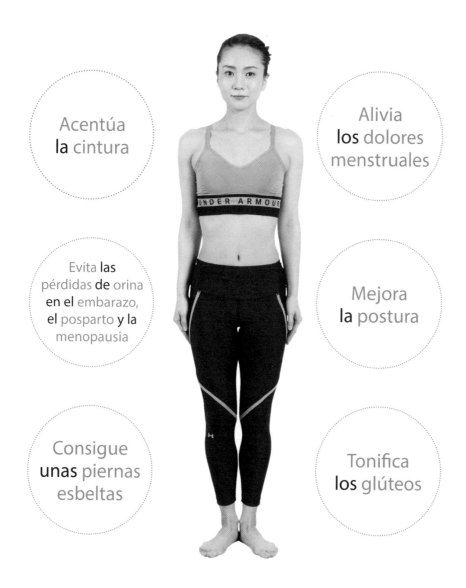

Acentúa
la cintura

Alivia
los dolores
menstruales

Evita las
pérdidas de orina
en el embarazo,
el posparto y la
menopausia

Mejora
la postura

Consigue
unas piernas
esbeltas

Tonifica
los glúteos

¡Nota el efecto de las posturas en tan solo nueve segundos!

Los músculos del suelo pélvico favorecen la salud y la belleza de las mujeres. Son muy importantes para las mujeres, pero, como he mencionado al comienzo de este prólogo, también son muy difíciles de trabajar. Quizá has probado algún que otro ejercicio para el suelo pélvico que hayas encontrado en libros o revistas, pero no has obtenido los resultados que esperabas.

No te preocupes, en *Yoga superfácil* he seleccionado aquellas posturas que he investigado y enseñado en mis clases, y **que han demostrado su eficacia.** En la Parte 2 te presento dos posturas básicas que abordan la musculatura del suelo pélvico de forma directa, y otras doce que la trabajan indirectamente a través de los músculos que los rodean, como el transverso del abdomen y el multífido.

La mayoría de las posturas son fáciles de realizar, incluso para quienes no practican deporte de forma habitual. Solo tendrás que mantener la postura durante nueve segundos en tres posiciones de tres segundos cada una, así que te resultarán muy sencillas de hacer en cualquier rato libre que tengas.

La lucha contra el envejecimiento no tiene por qué suponer un ejercicio extenuante.

¡Además de ser muy fácil, funciona!

Los músculos del suelo pélvico son una parte del cuerpo difícil de conocer. He seleccionado detenidamente algunas de las posturas de yoga más eficaces y sencillas para fortalecer estos músculos y trabajarlos tanto directa como indirectamente.

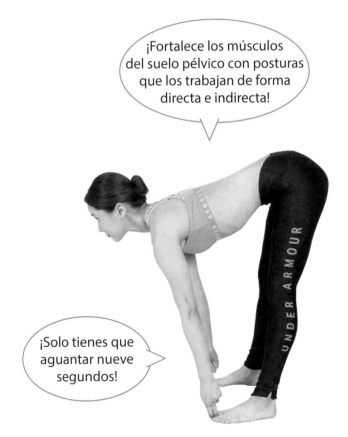

¡Fortalece los músculos del suelo pélvico con posturas que los trabajan de forma directa e indirecta!

¡Solo tienes que aguantar nueve segundos!

Cambia radicalmente tu aspecto. ¡Rejuvenece a cualquier edad!

No queremos hacer ejercicios muy intensos, pero necesitamos ver resultados. ¿Qué pasa si decides ponerte a dieta y te saltas la cena, pero cuando te subes a la báscula a la mañana siguiente ves que apenas has bajado de peso? Eso es suficiente para que nos desmotivemos.

Así que, para empezar, vamos a ver las recompensas que obtendrás con *Yoga superfácil*. Al fortalecer el suelo pélvico, lo primero y más importante es que te verás más joven. Muchas de las alumnas a las que he enseñado me han comentado lo mucho que **su postura mejoró al corregir la espalda, cómo acentuaron la cintura** o cómo **corrigieron las piernas torcidas.**

Además de los beneficios físicos, los mentales también contribuyen a realzar la belleza de una mujer. **Te sentirás renovada, menos estresada e irritada y sonreirás más**. Notarás el efecto rejuvenecedor sin importar la edad que tengas.

Rejuvenece con
Yoga superfácil

Sonríe más

Mejora la postura

Siéntete menos cansada

Marca la cintura

Reduce la flacidez del abdomen

Eleva los glúteos

Piernas tonificadas

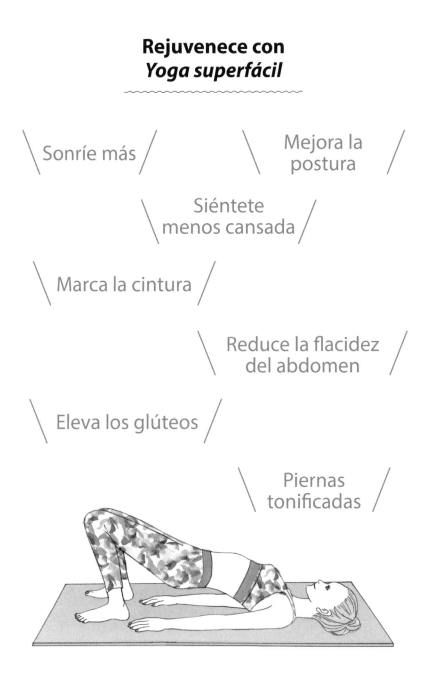

Antes y después

¿Cómo funciona *Yoga superfácil?*
Testimonios de quienes lo han probado.

Caso

(1)

{ ¡Perdí cuatro kilos y
reduje el abdomen! }

Yûko Tabei (seudónimo)
36 años / Oficinista

Antes	Después

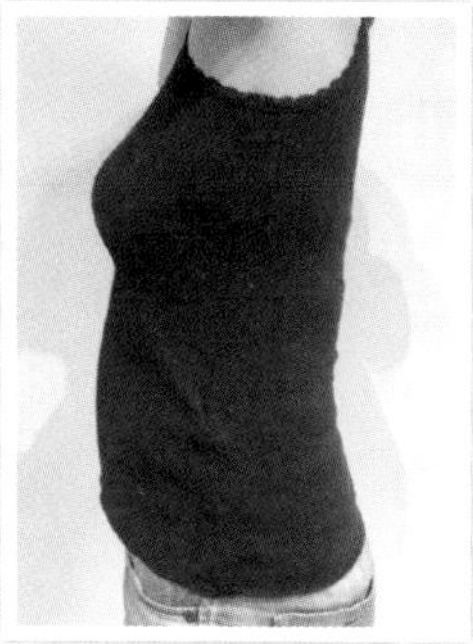

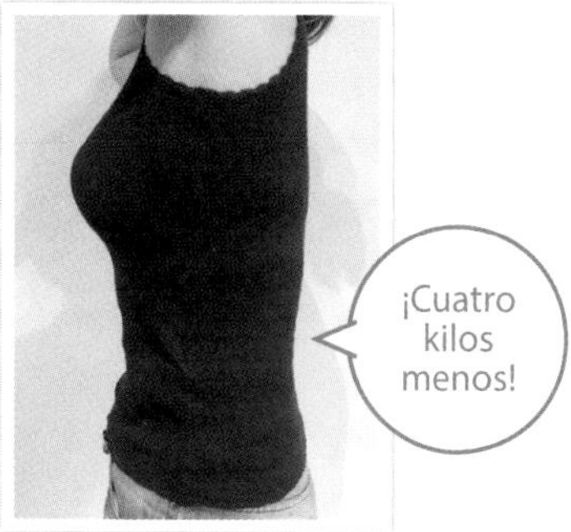

⇒

¡Cuatro
kilos
menos!

Yûko se ha acostumbrado a practicar cinco minutos de yoga cada mañana y se centra en posturas para marcar la cintura, como el *Superman* tumbado y el Caballito de mar (ver Parte 2). Al cabo de dos meses, empezó a notar los cambios en su cuerpo. A los cuatro meses, había perdido cuatro kilos. «Me sorprendió lo rígido que estaba mi cuerpo al principio, pero con el paso de los días fue cambiando —y añade, entusiasmada—: ¡seguiré practicando cada día para no ganar peso!».

Yûko Tabei, que ya era delgada de por sí, consiguió un vientre más plano y tonificó la cintura. La distorsión de las piernas de Kamei ha mejorado, aunque a primera vista no se aprecie un gran cambio. Si sigue así, logrará unas piernas bonitas.

Caso
②

{ ¡Logré enderezar las piernas después de muchos años torcidas! }

Mieko Kamei (seudónimo)
67 años / Ama de casa

Antes   ### Después

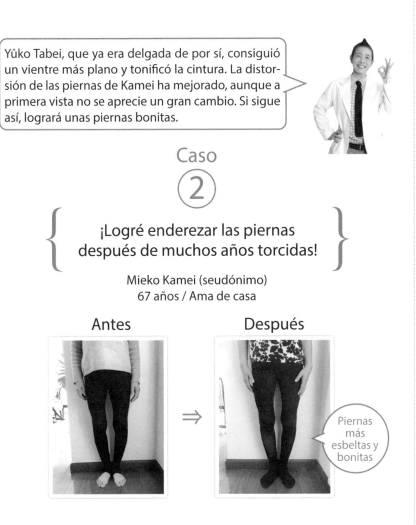

Piernas más esbeltas y bonitas

«Hace tres meses que practico yoga durante cinco minutos cada mañana. Me centro especialmente en los ejercicios de la rana, el árbol delfín y la elevación en cuatro», comenta Kamei. Todavía tengo las piernas algo torcidas, pero el espacio entre ellas se ve más recto. Su salud también ha mejorado significativamente: «Al cabo de un mes, noté que estaba menos cansada». Además, duerme mejor y está menos irritable.

Parte

1

¡Fortalece el suelo pélvico para rejuvenecer y ganar en salud!

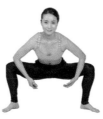

La musculatura definitiva

¡Refuerza los músculos del suelo pélvico y goza de una buena salud!

El debilitamiento de los músculos del suelo pélvico provoca la aparición de los siguientes síntomas que pueden reducir significativamente tu calidad de vida:

Pérdidas de orina y micción frecuente: la falta de fuerza de los músculos del suelo pélvico a causa del embarazo y el posparto, así como del envejecimiento, puede provocar problemas urinarios, como pérdidas de orina y micciones frecuentes (incontinencia bajo presión y vejiga hiperactiva).

Prolapso de los órganos pélvicos: el debilitamiento de los músculos del suelo pélvico puede hacer que el útero, la vejiga y el recto desciendan y parezca como si los órganos fueran a salirse por la vagina. El primer síntoma del prolapso es sentir un abultamiento en la zona púbica, como si estuvieras sentada sobre una pelota de *ping-pong.*

Estreñimiento: la debilidad en los músculos del suelo pélvico puede provocar que el ano se dilate y contraiga, lo que ocasiona estreñimiento funcional, que es la incapacidad de evacuar las heces cuando se desea, e incontinencia fecal, que es la incapacidad de llegar a tiempo al baño.

Dismorfia corporal: puede afectar al resto de los músculos de la zona y hacer que tu forma corporal se deforme.

¡Ten cuidado si entras en alguna de estas categorías!

✓ Estás embarazada o has dado a luz.

✓ Tienes la menopausia.

✓ Sufres de estreñimiento o vas a menudo al baño.

✓ Sufres de alergias, asma, tos o estornudos frecuentes.

✓ Ejercitas los músculos abdominales sin tener en cuenta los del suelo pélvico.

Hoy, los músculos del suelo pélvico de las mujeres se debilitan con mayor facilidad

Aunque no hayas estado embarazada o veas la menopausia como algo muy lejano, debes ir con cuidado. Pasar largas horas sentada frente al ordenador y la falta de ejercicio son algunos de los factores que pueden debilitar el suelo pélvico.

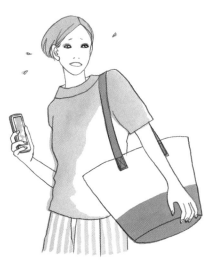

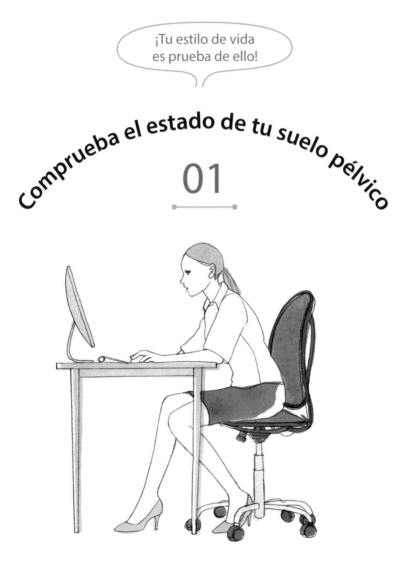

¡Tu estilo de vida es prueba de ello!

Comprueba el estado de tu suelo pélvico

01

Estas son las causas del debilitamiento acelerado de los músculos del suelo pélvico y los síntomas que aparecen cuando se deterioran. Lee la siguiente lista y marca las casillas con las que te identificas.

(El día a día)

Las señales de que los músculos del suelo pélvico no funcionan correctamente se pueden observar a diario. En ocasiones, nuestros pequeños hábitos pueden tener un impacto negativo en estos músculos. ¿En cuántas te ves reflejada?

☐ Te sientas con las piernas abiertas

☐ Trabajas sentada

☐ Pasas la mayor parte del día sentada

☐ Tienes la costumbre de reclinarte hacia atrás en la silla

☐ Vas al karaoke y cantas con todas tus fuerzas

☐ Odias la actividad física y apenas haces ejercicio

☐ Levantas mucho peso

☐ Llevas ropa ajustada, como vaqueros pitillo

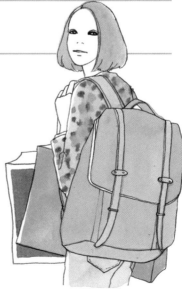

Etapas en la vida
de una mujer

Comprueba si el suelo pélvico está afectado

02

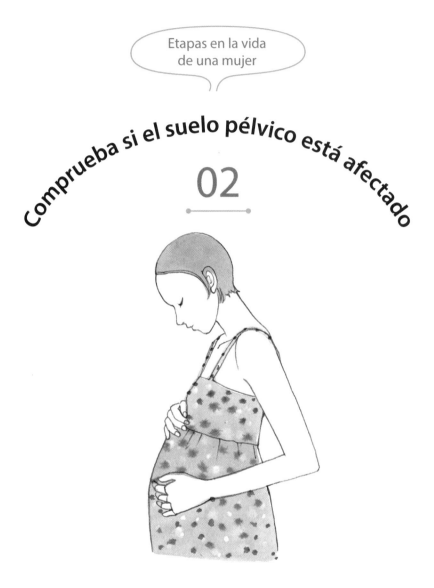

Entre las causas del debilitamiento acelerado de los músculos del suelo pélvico se encuentran el embarazo y el posparto. Lee la siguiente lista y marca las casillas con las que te identificas.

(El embarazo y el parto)

El embarazo y el parto son dos de los grandes retos que afronta el suelo pélvico. El debilitamiento de estos músculos puede provocar relaciones sexuales dolorosas y otros problemas relacionados con la función del aparato reproductor femenino. Si has tenido un hijo o planeas tenerlo, echa un vistazo a esta lista.

- [ ] Estás embarazada o has dado a luz
- [ ] El parto fue largo
- [ ] Parto instrumental (succión o fórceps)
- [ ] Has tenido tres partos o más
- [ ] Ganaste más peso del indicado durante el embarazo
- [ ] Tuviste pérdidas de orina durante o después del embarazo
- [ ] Sufriste de estreñimiento durante el embarazo
- [ ] No has descansado lo suficiente después del parto
- [ ] No has recuperado tu peso después del parto
- [ ] Has continuado con pérdidas de orina después del parto
- [ ] Diste a luz con más de treinta y cinco años
- [ ] Evitas mantener relaciones sexuales porque te resultan dolorosas
- [ ] Tienes la menopausia

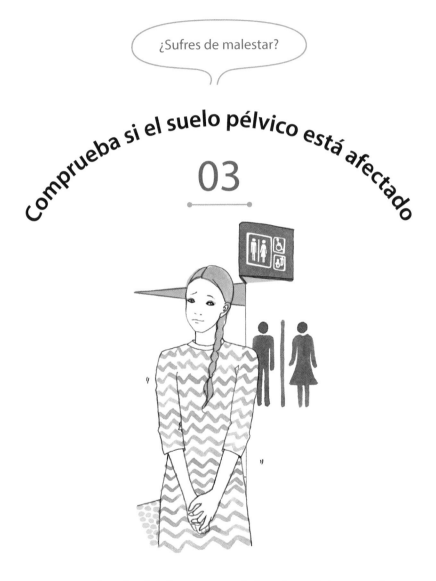

Comprueba si el suelo pélvico está afectado

03

Las señales de debilitamiento del suelo pélvico pueden observarse a través de cambios físicos comunes o malestar. Lee la siguiente lista y marca las casillas con las que te identificas.

﴾Tu cuerpo ﴿

La salud y los cambios corporales son un indicativo de debilidad en los músculos del suelo pélvico. A medida que envejecemos, los síntomas pueden empeorar y nuestra figura puede deformarse.

- ☐ Micción frecuente, es decir, vas muchas veces al baño
- ☐ Sufres de pérdidas de orina
- ☐ Tienes flujo vaginal después de bañarte
- ☐ Sufres de estreñimiento
- ☐ Estornudas y toses con frecuencia
- ☐ Tienes sobrepeso
- ☐ No tienes una cintura notoria
- ☐ Tienes el abdomen flácido
- ☐ Tienes los glúteos caídos
- ☐ Tienes las piernas torcidas en O
- ☐ Tienes la espalda arqueada y una mala postura
- ☐ Respiración superficial

Los músculos responsables de la belleza y la salud de las mujeres

El grupo muscular del suelo pélvico está constituido por una serie de músculos delgados.

Es complicado ser consciente de cómo funciona, pero se puede controlar y fortalecer con determinados movimientos (ve a las páginas 32 y 33 para saber cómo trabajar el suelo pélvico a través de la respiración).

Los músculos son de dos tipos: de contracción rápida, que aumentan su tamaño a medida que se trabajan, como los bíceps braquiales, y los de contracción lenta, que no aumentan su tamaño al ejercitarlos.

Los músculos del suelo pélvico pertenecen al segundo grupo y, por tanto, no ganan masa muscular al trabajarlos. Además, son músculos internos situados en lo más profundo de nuestro cuerpo, por lo que los efectos del entrenamiento no son visibles. Por este motivo, es difícil ejercitarlos de forma eficaz y directa.

¿Qué une a las mujeres y el suelo pélvico?

La estructura biológica

Los músculos del suelo pélvico de las mujeres están estructuralmente más sobrecargados que los de los hombres debido a que la pelvis femenina es más grande y a que sostiene la uretra, la vagina y el ano. A esto se suma que sufren los efectos del parto. **Los músculos del suelo pélvico de las mujeres son biológicamente más vulnerables.**

Embarazo y parto

Durante el embarazo, los músculos del suelo pélvico están en constante tensión. De hecho, las estadísticas demuestran que entre el ochenta y el noventa por ciento de las mujeres sufren pérdidas de orina. Además, se ha demostrado que los músculos del suelo pélvico se ven afectados por el parto vaginal, por lo que, con el tiempo, tendrán más probabilidades de sufrir los efectos.

Envejecimiento

A partir de los cuarenta años, cuando empieza a descender la producción hormonal de las mujeres, se reduce la masa muscular, lo que hace más probable que aparezca algún tipo de problema en los músculos del suelo pélvico. Los primeros cinco años tras la llegada de la menopausia son especialmente importantes. Cuidarse durante esos años es clave para tener una buena salud y mantenerse joven.

¡Los músculos del suelo pélvico: desconocidos y difíciles de trabajar!

La pelvis, o cadera, es el hueso que articula las partes superior e inferior del cuerpo, formadas por los pares izquierdo y derecho de los huesos de las caderas, el sacro y el coxis. Por encima del sacro se encuentra la columna vertebral, y en los extremos de la cadera se localizan los fémures.

Hay unos ochenta músculos involucrados en el movimiento de la pelvis, incluidos los del abdomen, los de las articulaciones de la cadera y los del suelo pélvico, que cubren el gran hueco del suelo pélvico como si fueran una hamaca.

El suelo pélvico está formado por tres capas de músculos **que se dilatan y contraen en respuesta a las órdenes que les llegan desde el cerebro, y son muy difíciles de mover de manera consciente.** Cuando los músculos están estirados, pierden fuerza, lo que ocasiona las pérdidas de orina y el prolapso de los órganos pélvicos.

Los músculos del suelo pélvico tienen un grosor de entre seis y nueve milímetros, y cubren una superficie de unos ciento veinte a ciento cincuenta centímetros cuadrados, lo que equivale al tamaño de una compresa con las alas desplegadas.

Los músculos del suelo pélvico, con un tamaño similar al de la palma de la mano, sostienen órganos internos, intervienen en el parto y controlan la excreción.

Los músculos del suelo pélvico sostienen importantes órganos vitales

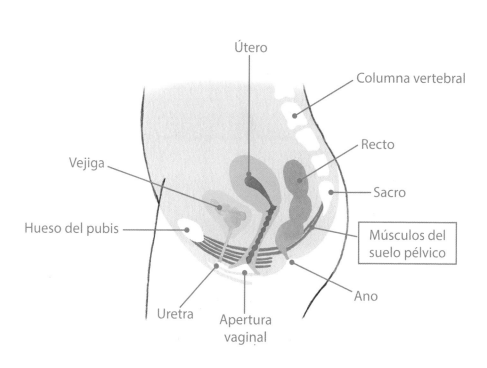

Útero

Columna vertebral

Recto

Vejiga

Sacro

Hueso del pubis

Músculos del suelo pélvico

Ano

Uretra

Apertura vaginal

Los músculos del suelo pélvico sostienen los numerosos órganos ubicados en la pelvis y los protegen de la excesiva presión abdominal que se genera al levantar mucho peso o al hacer fuerza cuando vamos al baño, como si de un amortiguador se tratase. Además, son los encargados de la dilatación y la contracción de la uretra, la apertura vaginal y el ano, por lo que es una parte de nuestro cuerpo con mucha actividad.

¡Siente los músculos del suelo pélvico a través de la respiración!

Existen dos tipos de músculos: los que se contraen de forma voluntaria, denominados voluntarios o esqueléticos, y los que no se pueden controlar, llamados involuntarios o lisos. Los músculos del suelo pélvico pertenecen al primer grupo.

Por tanto, ¡comencemos a mover ese suelo pélvico!

Colócate en una posición relajada y haz respiraciones lentas y profundas. **Los músculos del suelo pélvico se mueven a la par que el diafragma, el músculo respiratorio que se mueve al ritmo de la respiración.**

Si al exhalar sientes como **si una zona blanda entre la vagina y el ano (el perineo) se desplazara hacia dentro,** estarás realizando una contracción directa de los músculos del suelo pélvico. Esta sensación es muy sutil, por lo que muchas mujeres no están seguras de si son capaces de sentirla. Además, cuando se ejerce presión en el abdomen para subir el perineo, también se ejerce fuerza sobre los músculos del suelo pélvico. Es sorprendentemente difícil mover los músculos del suelo pélvico de forma consciente.

Respiración diafragmática para trabajar el suelo pélvico de forma consciente

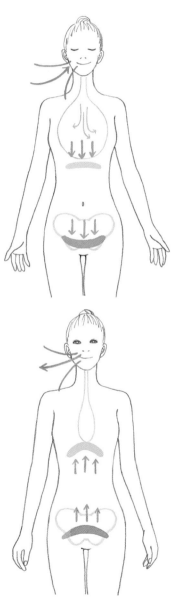

(1) Inhala profundamente

Los músculos del suelo pélvico trabajan a la par que el diafragma. Al respirar profundamente, el diafragma se contrae y baja hacia el abdomen. Los músculos del suelo pélvico descienden a la vez que el diafragma.

(2) Exhala profundamente

Al exhalar, el diafragma se relaja y recupera su forma original de bóveda. Los músculos del suelo pélvico también se relajan durante la exhalación. Repite este ejercicio descrito en dos pasos mientras te centras en los cambios que se producen en tu cuerpo.

¡Fortalece la musculatura interna para conseguir buenos resultados!

No te desanimes si el ejercicio que te acabo de presentar en las páginas 32 y 33 no te ha salido.

Los músculos del suelo pélvico se solapan con otros y se mueven a la vez. Esto significa que, **de forma indirecta, los primeros se pueden trabajar eficazmente con el movimiento de los que lo rodean.**

El **diafragma** y el **transverso abdominal** son dos de los músculos del abdomen que trabajan junto con el suelo pélvico. Estos tres y los **multífidos** (en la espalda) conforman lo que se denomina la musculatura profunda, o *core,* es decir, la estructura muscular encargada de sostener el torso desde la parte más interna del cuerpo. El diafragma trabaja cuando respiramos, los transversos abdominales al apretar el abdomen hacia dentro y los multífidos al enderezar la espalda. Todos estos movimientos activan el suelo pélvico. Un trabajo directo de estos por sí solo es bueno, pero **se puede complementar con un trabajo indirecto que implique alguno de los músculos con los que se mueve a la par, pues aporta un efecto sinérgico para el rejuvenecimiento y la salud.**

Musculatura interna: los músculos que se interrelacionan con el suelo pélvico

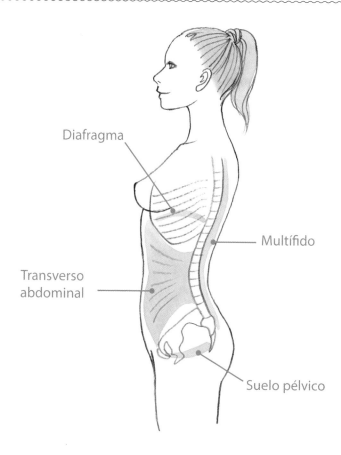

El diafragma, los transversos abdominales, los multífidos y los músculos del suelo pélvico forman la musculatura interna del tronco como una unidad que trabaja en conjunto. Esto significa que podemos trabajar el suelo pélvico con la ayuda de alguno de los demás músculos, ya que, en comparación con el suelo pélvico, los demás son bastante más fáciles de entrenar.

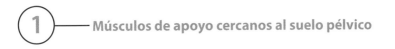

1 ──── Músculos de apoyo cercanos al suelo pélvico

Glúteos mayores: cuanto más los trabajes, más tonificados estarán

Aunque no forman parte de la musculatura profunda, uno de los músculos de apoyo más importantes para el suelo pélvico son los glúteos mayores, que cubren por completo el trasero y que usamos cuando nos ponemos de pie o al subir escaleras. Estos músculos son los responsables de que nuestro trasero se vea firme y tenso. Los glúteos mayores están conectados a otros grandes músculos de la espalda, por lo que, al ejercitarlos, también se trabajan los otros, lo que a su vez **ayuda a tonificar el cuerpo y a acelerar el metabolismo.** Así que trabajar los glúteos no solo beneficiará tu salud, sino también tu físico.

Y ¿qué relación hay entre los glúteos mayores y los músculos del suelo pélvico? Pues que, **al mover los primeros y contraer el esfínter, ubicado entre los glúteos, también activas los músculos del suelo pélvico.**

En la Parte 2, aprenderás a contraer los glúteos mientras realizas diferentes posturas para fortalecerlos de modo que puedas trabajar el suelo pélvico y, al mismo tiempo, mejorar los glúteos y el metabolismo.

¡Estos son los
glúteos mayores!

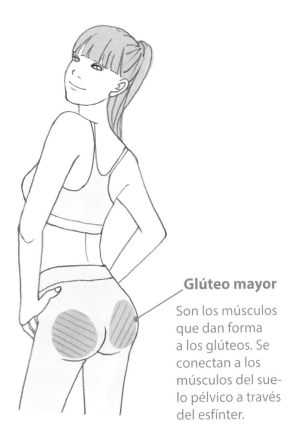

Glúteo mayor

Son los músculos
que dan forma
a los glúteos. Se
conectan a los
músculos del sue-
lo pélvico a través
del esfínter.

Los glúteos mayores están divididos en dos partes, superior e inferior. Cuando la parte inferior del glúteo mayor y el esfínter se contraen, los músculos del suelo pélvico se trabajan de forma indirecta. Contraer y dilatar el esfínter ayuda a fortalecer el suelo pélvico.
Trata de contraerlo y siente cómo los glúteos también trabajan.

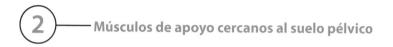

2 — Músculos de apoyo cercanos al suelo pélvico

Aductores:
obtén unas piernas bonitas

Cuando estás de pie e intentas ponerte recta, ¿tus rodillas se juntan? Si entre las rodillas hay un pequeño hueco, quiere decir que el músculo del lado interno del muslo, el aductor, se ha debilitado.

Los aductores son un grupo muscular que estabiliza la pelvis al tirar de la articulación de la cadera hacia el lado interno. Estos músculos recorren la parte interna del muslo y, al fortalecerlo, se consiguen unas piernas bonitas y tonificadas.

Los aductores son uno de los grupos musculares que también sostienen el suelo pélvico, pues se unen a través del músculo obturador interno. **Cuando haces un movimiento de cadera, los aductores trabajan, activan el obturador interno y, a su vez, movilizan el suelo pélvico.**

Los obturadores internos se contraen con la posición de los pies, así que presta mucha atención hacia dónde apuntan tus pies cuando hagas los ejercicios de la Parte 2.

¡Estos son los aductores!

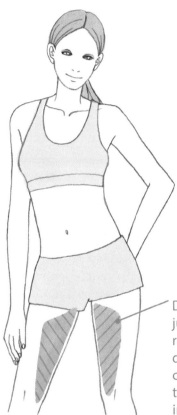

Grupo aductor
Denominación del conjunto de músculos que recorren la cara interna del muslo. Interactúan con el suelo pélvico a través del obturador interno.

El grupo aductor no está formado por un solo músculo, sino que es un conjunto de músculos constituido por el aductor mayor y el aductor menor. Estos nos permiten cerrar las rodillas y dan a los muslos un aspecto firme y tonificado. El obturador interno se localiza en la parte superior de los glúteos y está conectado al suelo pélvico, a los glúteos mayores y a los aductores. Aunque se trata de unos músculos pequeños, son una parte esencial para el trabajo indirecto de los músculos del suelo pélvico.

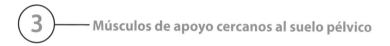

3 — Músculos de apoyo cercanos al suelo pélvico

Músculo multífido:
la clave para verte más joven

De los músculos que sirven de apoyo al suelo pélvico debemos recalcar la labor de uno de los integrantes de la musculatura profunda (páginas 34 y 35): el músculo multífido.

Los multífidos son un grupo de pequeños músculos que recorren la columna vertebral por ambos lados. Estos músculos deben su nombre a su posición en los laterales de la columna.

Estos músculos están especializados en mantener la postura de la parte superior del cuerpo y son esenciales para mantener una postura estable tanto cuando estamos en movimiento como en reposo.

El multífido se contrae a la vez que el diafragma, el transverso abdominal y el suelo pélvico. **Los músculos de este último pueden fortalecerse de manera indirecta al mantener una buena postura, con la espalda recta.** Por el contrario, si estás encorvada todo el tiempo o te reclinas contra el respaldo de la silla y relajas el multífido, se acelerará el deterioro de los músculos del suelo pélvico.

¡Estos son los
multífidos!

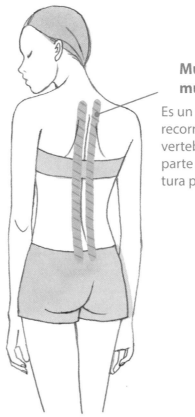

**Músculo
multífido**

Es un músculo que
recorre la columna
vertebral y forma
parte de la muscula-
tura profunda.

Los músculos profundos, entre ellos los multífidos, nos permiten
mantener una postura adecuada. Además, ejercitarlos te ayudará
a fortalecer el suelo pélvico. La clave para que te veas más joven
es mantener la espalda recta.

¡El suelo pélvico se debilita después del parto y con la menopausia!

Además del embarazo y el parto, existe otra etapa de riesgo para el suelo pélvico durante la vida de una mujer: la menopausia.

Al entrar en la menopausia, los músculos del suelo pélvico se vuelven menos elásticos y más finos. Esto se debe a la rápida disminución de la producción de estrógenos, la hormona femenina responsable de regular la masa muscular del suelo pélvico. La producción de estrógenos alcanza su pico entre los veinte y los treinta y cinco años y disminuye paulatinamente con la edad. Cuando se alcanza la menopausia, la producción de estrógenos disminuye drásticamente, lo que provoca la pérdida de masa muscular generalizada y la funcionalidad de los músculos del suelo pélvico. Por ello, los problemas relacionados con el suelo pélvico, como las pérdidas de orina y el prolapso uterino, aumentan después de la menopausia.

El debilitamiento de los músculos del suelo pélvico no supone un problema para quienes no han estado embarazadas ni han tenido hijos, pero a todas las mujeres les llega la menopausia. **Para lograr que los músculos del suelo pélvico funcionen de manera adecuada después de la disminución de estrógenos que acompaña a la menopausia, debemos empezar a ejercitarlos lo antes posible.**

Las hormonas y los cambios corporales

Pubertad ····· 10 – 12 años

Es el momento en el que empiezan a producirse los estrógenos. Los ovarios y el útero se desarrollan para preparar el cuerpo para el embarazo y el parto. La primera menstruación tiene lugar cuando el cuerpo ha producido la cantidad suficiente de hormonas.

Madurez ····· 20 – 30 años

Periodo en que los niveles hormonales de la mujer son más estables y se alcanza la madurez sexual. Es el periodo en el que la mujer está físicamente más preparada para el embarazo y el parto. La producción de estrógenos alcanza su cenit entre los veinte y los treinta y cinco años.

Menopausia ····· 40 – 50 años

Alrededor de los cuarenta años, la producción de estrógenos comienza a disminuir y se alcanza la menopausia. Con ello, la producción de estrógenos disminuye y, en consecuencia, los músculos del suelo pélvico se debilitan.

Vejez ····· 60 años en adelante

Después de la menopausia, los ovarios dejan de funcionar y cesa su función reproductora. La producción de hormonas femeninas cesa casi por completo y se acentúan los problemas como las pérdidas de orina, la micción frecuente y la osteoporosis.

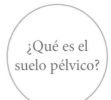

¿Qué es el suelo pélvico?

El suelo pélvico se ve afectado tras el embarazo y el parto.

Pérdida de masa muscular por la menor producción de hormonas. Los músculos del suelo pélvico también se deterioran.

Los cambios físicos pueden variar de una persona a otra.

¡Quiero practicar yoga! ¿Qué es lo mejor de *Yoga superfácil*?

Como hemos visto hasta ahora, los músculos del suelo pélvico pueden dañarse y debilitarse con facilidad, y son difíciles de trabajar de forma consciente. Una manera de entrenar tu suelo pélvico es a través de los ejercicios que te presento en este libro.

El yoga está pensado como una actividad que debemos desarrollar como parte de nuestra rutina. En otras palabras, si no haces del yoga un hábito, te resultará muy difícil ver los efectos. Para obtener los mejores resultados estéticos y para tu salud, **debes proponerte ser constante,** que es mucho más importante que hacer bien un ejercicio o seguir bien las indicaciones.

He seleccionado cinco posturas de yoga que cualquier persona puede realizar, sin importar su edad ni condición física. **Si eres una principiante, o simplemente no te gusta practicar ejercicio, empieza por las que creas que puedes hacer.** Una vez te acostumbres y despiertes en ti el entusiasmo por el yoga, serás tú misma la que busque posturas nuevas que practicar.

Los cinco beneficios de
Yoga superfácil

~~~~~~~~~~~

1

Todo empieza en el suelo pélvico.
Fortalece el suelo pélvico y otros músculos difíciles
de trabajar.

2

¡No realices movimientos bruscos!
Todas las posturas son tan sencillas que podrás hacerlas,
aunque carezcas de flexibilidad.

3

¡Cada postura solo te llevará nueve segundos!
Podrás practicarlas en tu tiempo libre.

4

Es una solución a todos los problemas de las mujeres.
¡Gana tanto en salud como en belleza!

5

Realizar de tres a cinco posturas te llevará
cinco minutos al día.
¡Conviértelo en un hábito y siéntete mejor!

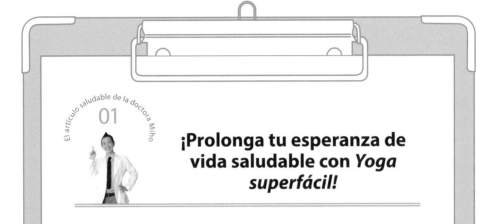

¡Prolonga tu esperanza de vida saludable con *Yoga superfácil!*

La esperanza de vida de las mujeres japonesas es de 87,26 años y la de los hombres, de 81,09 años, lo que nos posiciona en el primer y segundo puesto del *ranking* mundial de países según su esperanza de vida. Japón es uno de los países con la población más longeva del mundo.

Pero ¿y nuestra esperanza de vida saludable? La esperanza de vida saludable es el tiempo durante el que una persona puede llevar una vida sana e independiente sin asistencia sanitaria. En este sentido, una persona debe cumplir con las siguientes cuatro condiciones: ser capaz de caminar por sí sola, comer sin ayuda, controlar las ganas de ir al baño y poder comunicarse con quienes la rodean. En el caso de las mujeres japonesas, la diferencia entre la esperanza de vida y la esperanza de vida saludable es de unos doce años. Si lo comparamos con los nueve años de Canadá o Alemania, donde la atención sanitaria es constante, veremos que el periodo de vida en condiciones menos saludables es más largo.

Investigaciones médicas recientes han demostrado que el compromiso social es esencial para prolongar la esperanza de vida saludable. Por este motivo, es esencial que las mujeres entrenen los músculos del suelo pélvico, ya que algunos problemas, como las pérdidas de orina, pueden generar malestar cuando se encuentren fuera de casa, provocar un distanciamiento social progresivo y acelerar el debilitamiento muscular.

Yoga superfácil te ayudará a prolongar tu esperanza de vida saludable y a disfrutar de tu vida el mayor tiempo posible.

Parte

2

¡Empieza a trabajar y siéntete siempre joven!
Yoga superfácil

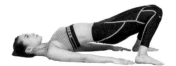

¡Tiene un eficaz efecto antienvejecimiento!

Un entrenamiento completo para los músculos más débiles

Para este libro he seleccionado un total de catorce posturas, dos de las cuales trabajan de forma directa los inaccesibles músculos del suelo pélvico (*Yoga superfácil* 01 y 02), y doce posturas que los trabajan de forma indirecta a través de músculos cercanos a ellos (*Yoga superfácil* 03-14). Todas y cada una de estas posturas están pensadas para trabajar y fortalecer los músculos del suelo pélvico.

Como mencioné en la Parte 1, **al entrenar estos músculos y los que conectan con ellos, los reforzarás, mejorarás tu salud y te verás mejor.** Al combinar estas catorce posturas en una rutina diaria, mantendrás la funcionalidad de los músculos del suelo pélvico y te verás más joven y guapa.

Lo ideal sería que practicaras a diario para trabajar todos los músculos por igual, **pero no es necesario.** En la Parte 3 te sugiero diferentes programas según el objetivo que desees alcanzar para que lo adaptes a tus necesidades.

¡Trabaja los músculos con Yoga superfácil!

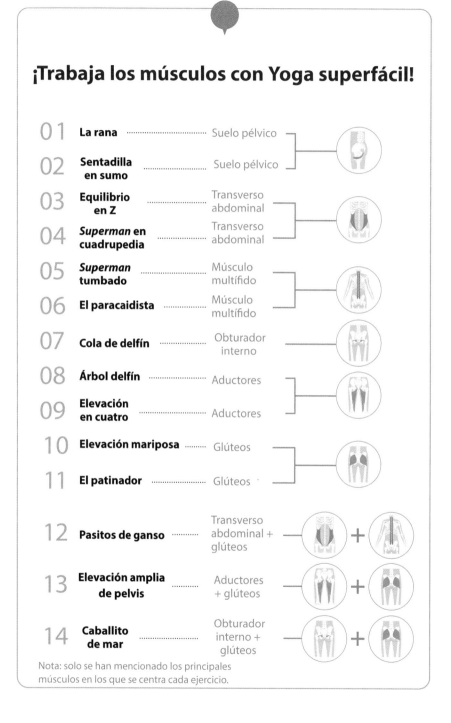

01 **La rana** — Suelo pélvico

02 **Sentadilla en sumo** — Suelo pélvico

03 **Equilibrio en Z** — Transverso abdominal

04 ***Superman* en cuadrupedia** — Transverso abdominal

05 ***Superman* tumbado** — Músculo multífido

06 **El paracaidista** — Músculo multífido

07 **Cola de delfín** — Obturador interno

08 **Árbol delfín** — Aductores

09 **Elevación en cuatro** — Aductores

10 **Elevación mariposa** — Glúteos

11 **El patinador** — Glúteos

12 **Pasitos de ganso** — Transverso abdominal + glúteos

13 **Elevación amplia de pelvis** — Aductores + glúteos

14 **Caballito de mar** — Obturador interno + glúteos

Nota: solo se han mencionado los principales músculos en los que se centra cada ejercicio.

Cinco consejos que debes saber antes de empezar con *Yoga superfácil*

Ha llegado el momento de pasar a la acción y empezar con los ejercicios de *Yoga superfácil*.

Antes de adentrarte en la explicación de cada postura, me gustaría hacer algunas aclaraciones generales. En la siguiente página **encontrarás cinco consejos que te ayudarán a sacar el máximo partido** a los ejercicios.

El más importante de ellos es la respiración. La gente tiende a aguantar la respiración cuando hace algún esfuerzo, como tratar de mantener una postura durante nueve segundos, pero es un gran error. Debes **ser consciente de tu respiración para mantenerla relajada, observa los cambios que se producen en tu cuerpo y mente e imagina que tu respiración es lo que te mantiene en armonía.**

El principio básico de la respiración abdominal consiste en inhalar y exhalar por la nariz. Mientras mantengas una postura respira lentamente para tomar más consciencia de la zona que estás trabajando. Esto mejorará tu entrenamiento y te ayudará a liberar cualquier exceso de tensión o dolor.

Para obtener más consejos prácticos, ve a la sección de Preguntas y Respuestas (páginas 80 y 81).

¡Cinco consejos con efectos rejuvenecedores!

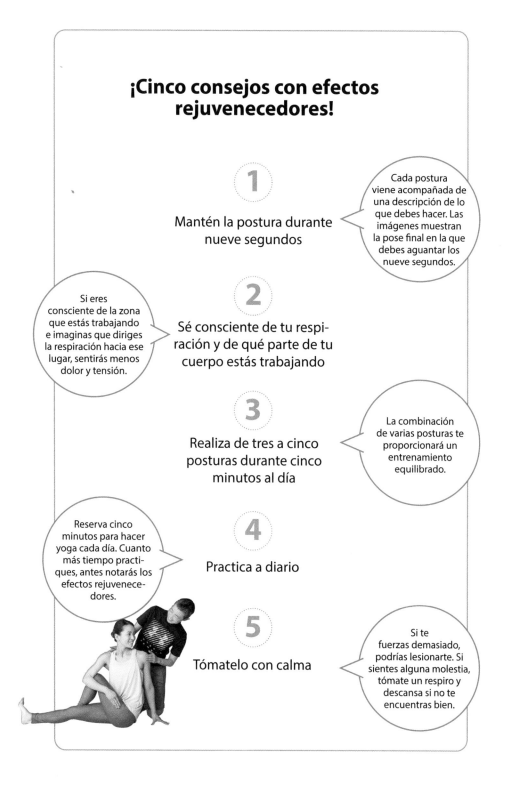

1

Mantén la postura durante nueve segundos

Cada postura viene acompañada de una descripción de lo que debes hacer. Las imágenes muestran la pose final en la que debes aguantar los nueve segundos.

Si eres consciente de la zona que estás trabajando e imaginas que diriges la respiración hacia ese lugar, sentirás menos dolor y tensión.

2

Sé consciente de tu respiración y de qué parte de tu cuerpo estás trabajando

3

Realiza de tres a cinco posturas durante cinco minutos al día

La combinación de varias posturas te proporcionará un entrenamiento equilibrado.

Reserva cinco minutos para hacer yoga cada día. Cuanto más tiempo practiques, antes notarás los efectos rejuvenecedores.

4

Practica a diario

5

Tómatelo con calma

Si te fuerzas demasiado, podrías lesionarte. Si sientes alguna molestia, tómate un respiro y descansa si no te encuentras bien.

Yoga superfácil

Trabaja de forma directa los músculos del suelo pélvico

La rana

Esta postura está inspirada en una rana erguida sobre las patas traseras. En esta posición, los abdominales, los glúteos y los aductores están relajados, lo que facilita la estimulación directa de los músculos del suelo pélvico. Además, te resultará más sencillo contraerlos con la parte superior del torso inclinada, por tanto, cuando extiendas las rodillas, asegúrate de inclinar la pelvis hacia delante para elevar los glúteos.

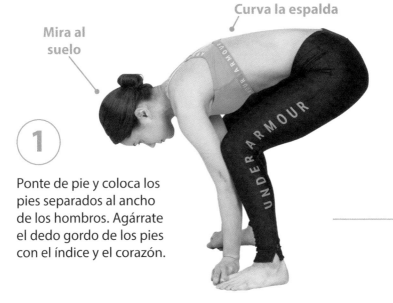

Curva la espalda

Mira al suelo

1

Ponte de pie y coloca los pies separados al ancho de los hombros. Agárrate el dedo gordo de los pies con el índice y el corazón.

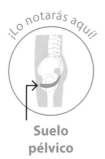

¡Lo notarás aquí!

Suelo pélvico

52

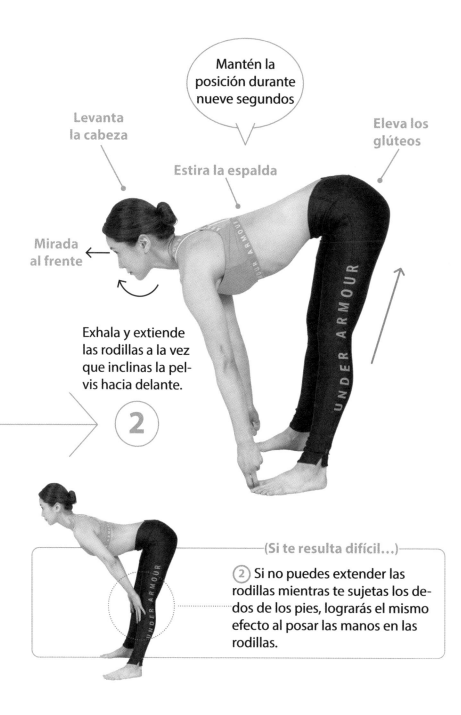

Mantén la posición durante nueve segundos

Levanta la cabeza

Estira la espalda

Eleva los glúteos

Mirada al frente

Exhala y extiende las rodillas a la vez que inclinas la pelvis hacia delante.

2

(Si te resulta difícil...)

2 Si no puedes extender las rodillas mientras te sujetas los dedos de los pies, lograrás el mismo efecto al posar las manos en las rodillas.

Yoga superfácil

> La sentadilla se realiza con los pies separados más allá del ancho de los hombros. Te ayudará a fortalecer los músculos del suelo pélvico

Sentadilla de sumo

Este ejercicio consiste en realizar las sentadillas con los pies muy separados. **La clave para hacer bien las sentadillas es apretar los glúteos al bajar.** Con ello, relajarás los abdominales, los glúteos y los aductores para trabajar el suelo pélvico.

Las sentadillas son una forma estupenda de entrenar los músculos del tren inferior. También trabajarás el músculo multífido, que ayuda a soportar el tren superior.

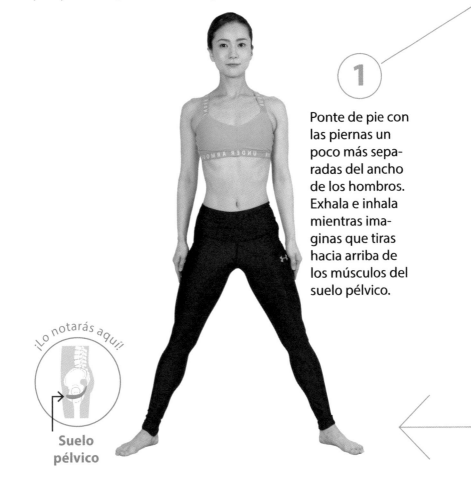

1

Ponte de pie con las piernas un poco más separadas del ancho de los hombros. Exhala e inhala mientras imaginas que tiras hacia arriba de los músculos del suelo pélvico.

¡Lo notarás aquí!

Suelo pélvico

Estira la espalda y el cuello

Al exhalar, aprieta los glúteos, dobla las rodillas y baja la cadera.

Inclínate hacia delante y coloca las manos en las rodillas. Mantén los codos estirados

3

Dobla más las rodillas y baja las caderas hasta que los muslos queden paralelos al suelo.

Apoya los codos en las rodillas

Mantén esta posición nueve segundos

¡Asegúrate de que las rodillas no quedan por delante de los dedos de los pies!

Yoga superfácil

Reclina el cuerpo hacia atrás para aumentar la tensión en la zona abdominal y fortalecer el transverso abdominal

Equilibrio en Z

Esta postura ejercita todo el cuerpo para formar una Z. Cuando lleves tu cuerpo hacia atrás, **mantén el cuello, la espalda y las rodillas alineadas para formar una diagonal recta.** Con ello, el transverso abdominal, el diafragma y los músculos del suelo pélvico se contraerán. Para ejercer una correcta presión abdominal, los empeines deben quedar apoyados en el suelo. Trata de juntar los dedos gordos de los pies y abrir las rodillas para trabajar los aductores. Esta postura también te ayudará a reducir el tamaño de los muslos.

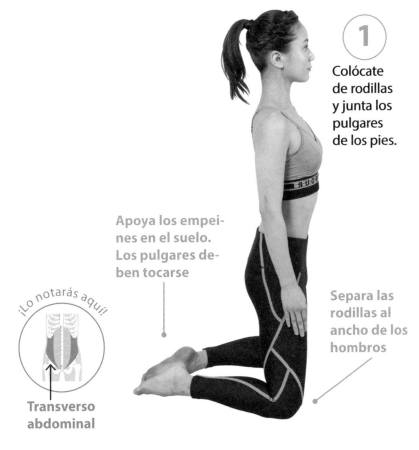

1

Colócate de rodillas y junta los pulgares de los pies.

Apoya los empeines en el suelo. Los pulgares deben tocarse

Separa las rodillas al ancho de los hombros

¡Lo notarás aquí!

Transverso abdominal

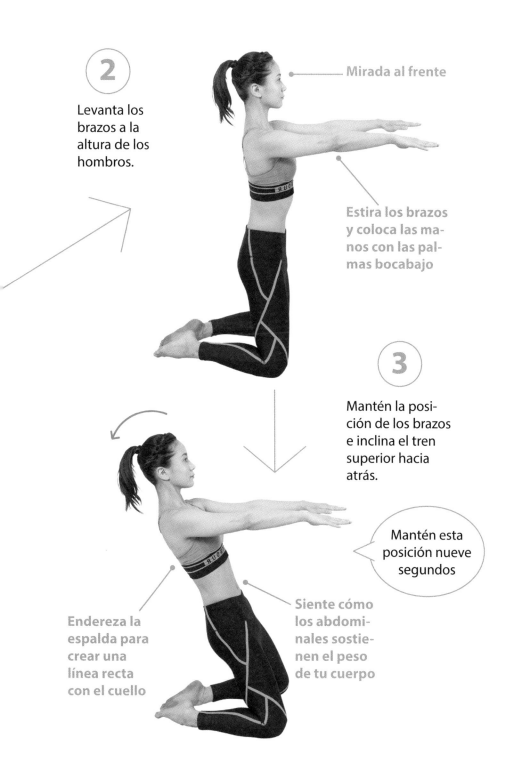

2 Levanta los brazos a la altura de los hombros.

Mirada al frente

Estira los brazos y coloca las manos con las palmas bocabajo

3 Mantén la posición de los brazos e inclina el tren superior hacia atrás.

Mantén esta posición nueve segundos

Endereza la espalda para crear una línea recta con el cuello

Siente cómo los abdominales sostienen el peso de tu cuerpo

Yoga superfácil

04

Trabaja el transverso abdominal y trata de mantener la postura

Superman en cuadrupedia

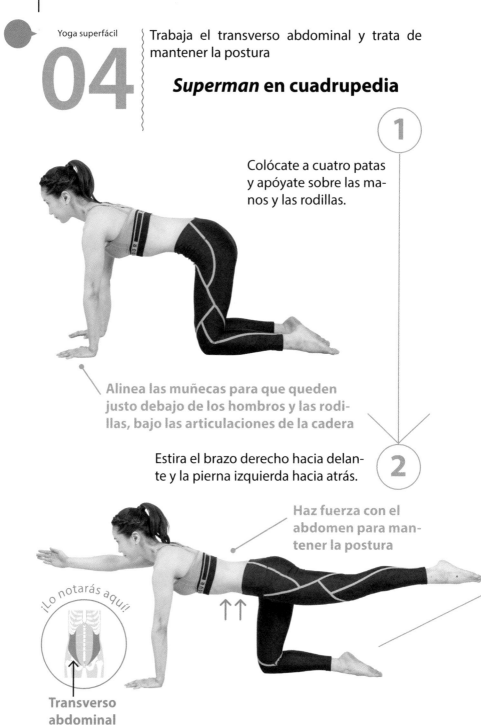

1

Colócate a cuatro patas y apóyate sobre las manos y las rodillas.

Alinea las muñecas para que queden justo debajo de los hombros y las rodillas, bajo las articulaciones de la cadera

Estira el brazo derecho hacia delante y la pierna izquierda hacia atrás.

2

Haz fuerza con el abdomen para mantener la postura

¡Lo notarás aquí!

Transverso abdominal

Ponte a cuatro patas y eleva una mano y la pierna contraria. Después, alza el pie de la pierna que tienes apoyada para trabajar el transverso abdominal con más intensidad.

Si te limitas a mantener la postura con dos puntos de apoyo en el suelo, una mano y la rodilla contraria, es posible que pierdas el equilibrio. Por ello, es importante que te ayudes del tronco para mantener el equilibrio. **En caso de que te resulte difícil, empieza con el pie apoyado en el suelo y súbelo poco a poco**.

3 Con una rodilla en el suelo, mantén ambos pies en el aire. Los dedos de las manos y los pies deben quedar extendidos. Repite los tres pasos con la mano derecha y la pierna contraria.

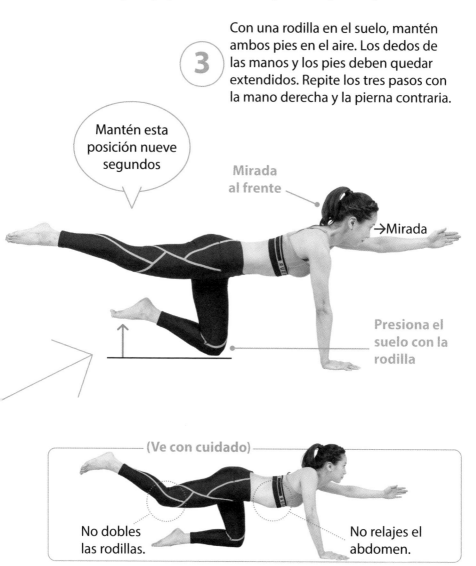

Mantén esta posición nueve segundos

Mirada al frente

→Mirada

Presiona el suelo con la rodilla

(Ve con cuidado)

No dobles las rodillas.

No relajes el abdomen.

05

Estira bien la espalda para fortalecer el múscu-lo multífido y ¡vuela!

Superman tumbado

En esta postura, eleva los brazos y las piernas para fortalecer el músculo que recorre la espalda, el multífido. Al contraerlo, también estimularás el suelo pélvico.

Te resultará más fácil mantener la estabilidad si, al elevar las extremidades, creas diagonales, es decir, levantas primero la mano derecha y la pierna izquierda, y luego, la mano y pierna contrarias. **Gira las palmas hacia arriba para intensificar el trabajo del multífido,** pero si todavía no manejas la posición, déjalas bocabajo.

1 Túmbate bocabajo en el suelo y estira los brazos y las piernas.

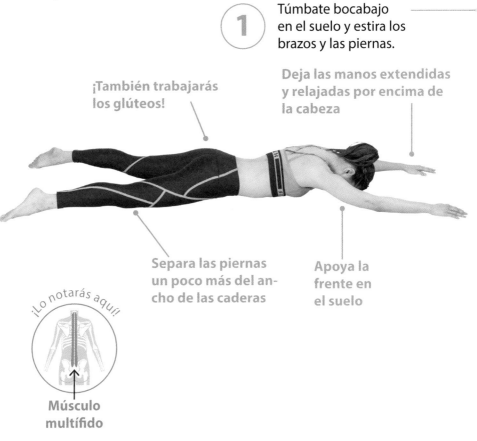

¡También trabajarás los glúteos!

Deja las manos extendidas y relajadas por encima de la cabeza

Separa las piernas un poco más del ancho de las caderas

Apoya la frente en el suelo

¡Lo notarás aquí!

Músculo multífido

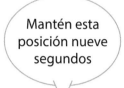

Mantén esta posición nueve segundos

2 Levanta la mano derecha y la pierna izquierda. Una vez mantengas una postura estable, eleva la mano y la pierna contrarias.

Levanta la cabeza y mira al frente

Eleva las extremidades en diagonal sin torcer la cadera hacia los laterales

Gira las palmas de las manos hacia arriba

Yoga superfácil

06

Fortalece la espalda y las caderas a la vez para tonificar la parte posterior del tronco

El paracaidista

Esta postura es una versión mejorada del *Superman* (página 60). Estira los brazos a los lados del cuerpo para estimular el músculo multífido con más intensidad.

Al igual que en el *Superman,* mueve las extremidades en diagonal para mantener el equilibrio: mueve la mano derecha y la pierna izquierda y viceversa. Con este **ejercicio, tonificarás los glúteos porque también fortalece los glúteos mayores.**

Túmbate bocabajo en el suelo y estira los brazos y las piernas.

Apoya la frente en el suelo

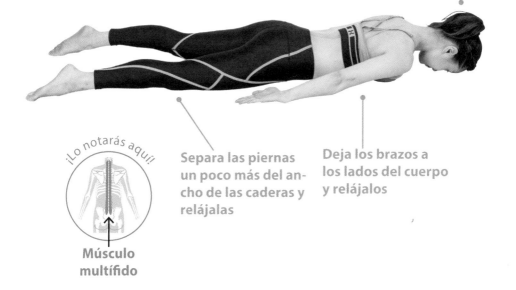

¡Lo notarás aquí!

Separa las piernas un poco más del ancho de las caderas y relájalas

Deja los brazos a los lados del cuerpo y relájalos

Músculo multífido

62

Mantén esta posición nueve segundos.

2 Levanta la mano derecha y la pierna izquierda y mira hacia arriba. Una vez logres mantener el equilibrio, levanta el brazo y la pierna contrarios.

Mantén las palmas de las manos y las plantas de los pies bocarriba, como si tiraran de ti hacia atrás

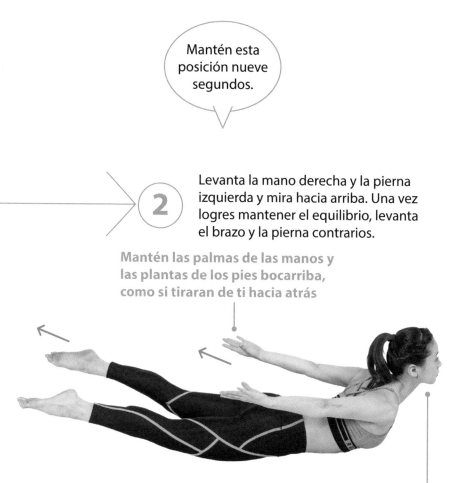

Levanta la cabeza y mira al frente

¡Cuidado!: si te duele la espalda, cambia a la posición de *Superman*

Yoga superfácil

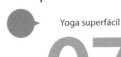

Una sencilla pero eficaz forma de fortalecer la articulación coxofemoral

Cola de delfín

Esta postura debe su nombre a que, al juntar los talones y separar los pies, estos parecen la cola de un delfín.

Al cerrar las rodillas y separar los pies, la articulación coxofemoral se desplaza hacia fuera, con lo que ejercitarás el obturador interno. Al mismo tiempo, se trabajan los músculos del suelo pélvico. **Esta postura parece fácil a primera vista, pero, una vez la hayas probado, sentirás cómo trabaja todo tu tren inferior.** Además, también te servirá para tonificar los glúteos.

Túmbate bocabajo con las piernas cerradas, los talones juntos y los pies apuntando cada uno hacia un lado. (1)

Mantén los talones juntos y los pies bien abiertos

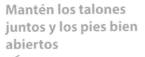

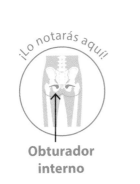

¡Lo notarás aquí!

Obturador interno

Cruza los brazos y apoya la frente sobre ellos para estabilizar la parte superior del cuerpo

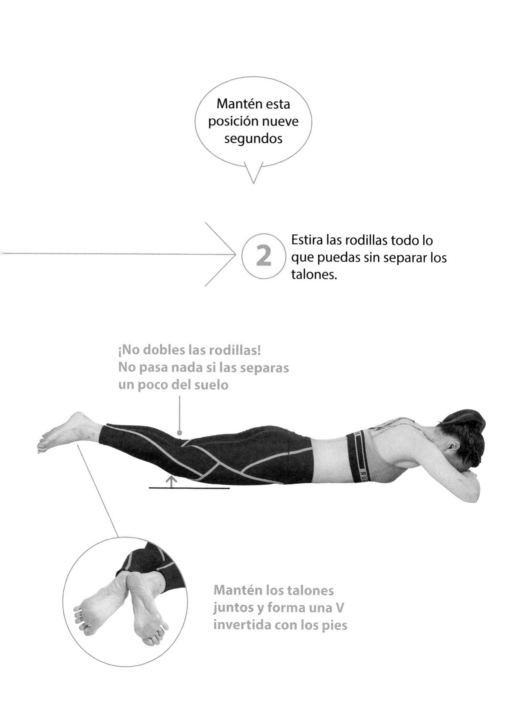

Yoga superfácil

08

Fortalece los aductores y eleva los glúteos

Árbol delfín

Esta postura es similar a la Cola de delfín (página 64), pero de pie. Al ponerte de puntillas con las rodillas juntas, activas los músculos de la parte interna del muslo, los aductores. Estos rotan la articulación coxofemoral hacia dentro y trabajan los músculos del suelo pélvico de forma indirecta. Si al ponerte de puntillas aprietas los glúteos, fortalecerás aún más los aductores.

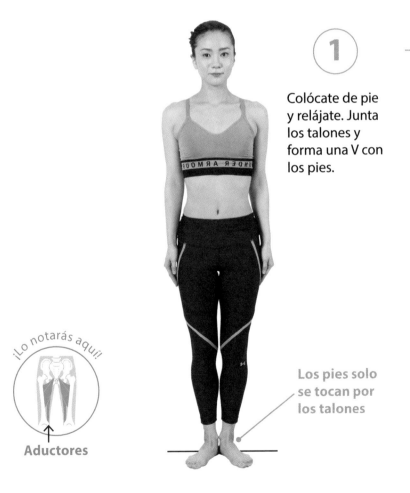

1

Colócate de pie y relájate. Junta los talones y forma una V con los pies.

Los pies solo se tocan por los talones

¡Lo notarás aquí!

Aductores

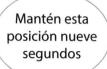

Mantén esta
posición nueve
segundos

Mantén la
mirada fija
en un punto

2

Levanta los bra-
zos y ponte de
puntillas. Tensa
los glúteos y
el abdomen y
aguanta en esa
posición nueve
segundos.

Cuando levantes los
talones del suelo, no
olvides mantenerlos
juntos

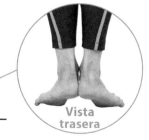

Vista
trasera

Yoga superfácil

09

Trabaja los aductores y costados para marcar cintura

Elevación en cuatro

Túmbate sobre el costado derecho y eleva el tronco colocando el codo derecho bajo el hombro.

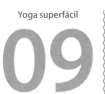

Mantén la parte inferior del cuerpo recta y los pies juntos

Levanta la rodilla izquierda y crúzala por delante de la derecha para formar un 4.

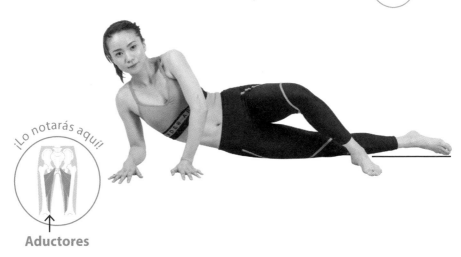

¡Lo notarás aquí!

Aductores

Esta postura debe su nombre a que, al cruzar una pierna por delante de la estirada, se forma una figura que parece un cuatro. **Cuando eleves la pierna extendida, asegúrate de flexionar el pie para que el talón quede orientado hacia arriba** porque, de lo contrario, no trabajarás los aductores. No estires el pie durante el ejercicio, pues estarás trabajando los músculos de la parte delantera del muslo (recto femoral) en lugar de los aductores.

3 Levanta la pierna derecha y estira el brazo izquierdo en diagonal hacia arriba para estirar el costado. Haz lo mismo hacia el otro lado.

Mantén esta posición nueve segundos

Mira hacia la mano que tienes extendida

(Ve con cuidado)

Con los dedos de los pies estirados, se trabaja el recto femoral de la parte delantera del muslo en vez de los aductores.

Flexiona el pie y empuja el talón hacia arriba

Yoga superfácil

Relaja la tensión de las articulaciones coxo-femorales y fortalece los músculos de los glúteos

Elevación mariposa

Esta postura recibe su nombre porque con las piernas separadas y los pies juntos se crea una forma similar a la de una mariposa.

Al levantar el trasero, aprieta los glúteos con fuerza. Usa los glúteos mayores y los músculos tensores (esfínter) para trabajar el suelo pélvico. Además, te servirá para estirar y relajar las articulaciones coxofemorales, que suelen estar muy tensas. Te recomiendo que lo practiques todos los días antes de irte a dormir.

Túmbate bocarriba y junta las plantas de los pies. 1

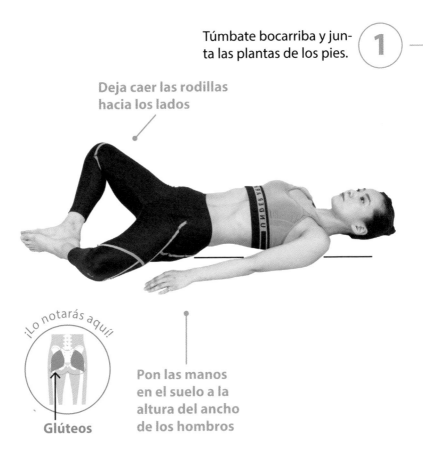

Deja caer las rodillas hacia los lados

¡Lo notarás aquí!

Glúteos

Pon las manos en el suelo a la altura del ancho de los hombros

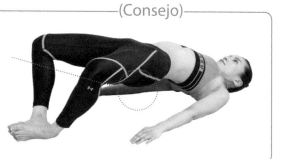

Cuanto más eleves el trasero, más trabajarás los glúteos y relajarás las articulaciones de la cadera.

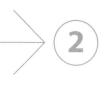

2 Presiona las plantas de los pies y levanta las caderas. Mantén la postura durante nueve segundos y luego baja lentamente. Repite los pasos ① y ② cinco veces.

No cierres las rodillas

Presiona el suelo con el lateral de ambos pies para mantener el equilibrio

Mantén esta posición nueve segundos

Yoga superfácil

Consigue unos glúteos tersos y elevados como los de una patinadora profesional

El patinador

Esta postura es muy dinámica y recuerda a un patinador que se desliza por el hielo. Será un pequeño reto para ti, pues deberás mantener la postura apoyada en una sola pierna. Para ello, **empuja el suelo con la planta del pie.** Levanta la pierna que te queda libre hacia atrás para ejercitar los glúteos un poco más. ¡Siéntete como una patinadora y disfruta con esta atrevida pose!

Junta las piernas, flexiónalas y coloca las manos sobre la rodilla izquierda. Luego, abre la pierna derecha de lado.

1

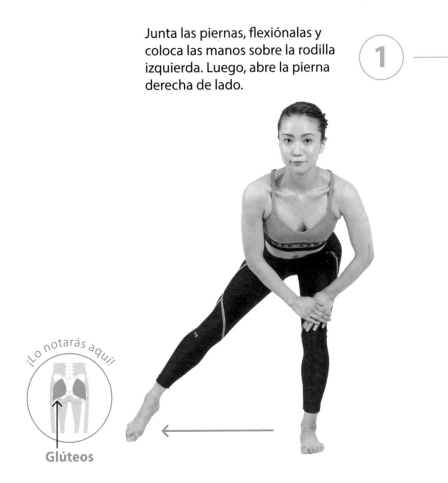

¡Lo notarás aquí!

Glúteos

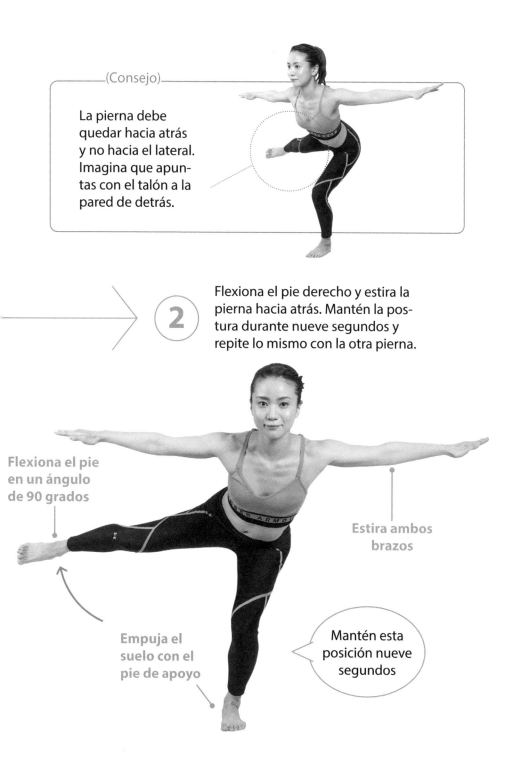

(Consejo)

La pierna debe quedar hacia atrás y no hacia el lateral. Imagina que apuntas con el talón a la pared de detrás.

2 Flexiona el pie derecho y estira la pierna hacia atrás. Mantén la postura durante nueve segundos y repite lo mismo con la otra pierna.

Flexiona el pie en un ángulo de 90 grados

Estira ambos brazos

Empuja el suelo con el pie de apoyo

Mantén esta posición nueve segundos

73

Yoga superfácil

12

¡Este ejercicio es increíble para el tronco! Además, también trabajas los aductores

Pasitos de ganso

¡Lo notarás aquí!

Transverso abdominal

Músculo multífido

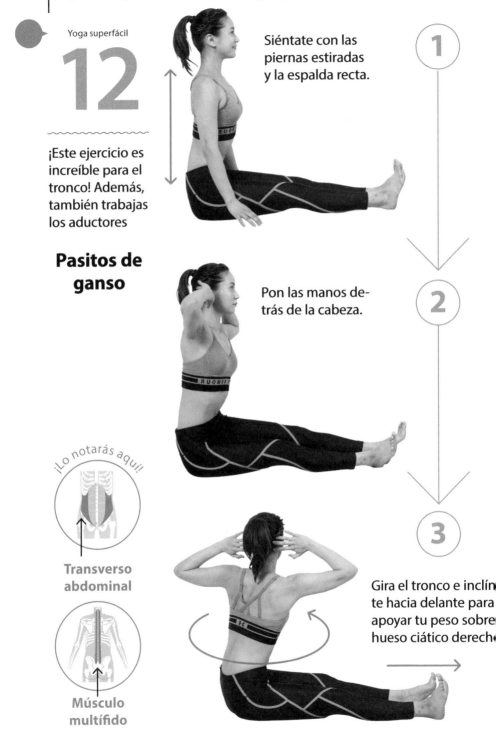

1 Siéntate con las piernas estiradas y la espalda recta.

2 Pon las manos detrás de la cabeza.

3 Gira el tronco e inclínate hacia delante para apoyar tu peso sobre hueso ciático derech...

Este ejercicio consiste en sentarse con las piernas estiradas e ir avanzando hacia delante con la ayuda de las caderas mientras desplazas el peso del hueso ciático izquierdo al derecho. Este ejercicio debe su nombre al movimiento de cadera de los gansos al andar. Mira siempre hacia el frente durante el ejercicio para evitar arquear la espalda.

Con este ejercicio también trabajarás el grupo muscular de los aductores al mantener los pies unidos por los pulgares y separar los dedos de los pies lo máximo posible. Además, también te sirve para activar el transverso abdominal y el multífido.

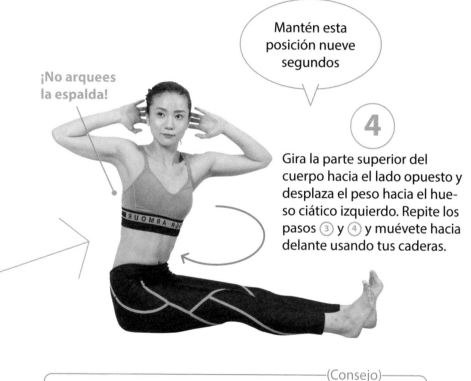

Mantén esta posición nueve segundos

¡No arquees la espalda!

4

Gira la parte superior del cuerpo hacia el lado opuesto y desplaza el peso hacia el hueso ciático izquierdo. Repite los pasos ③ y ④ y muévete hacia delante usando tus caderas.

——(Consejo)——

Mantén los talones y los pulgares juntos y separa los dedos de los pies durante el ejercicio para fortalecer los aductores.

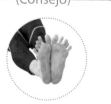

Yoga superfácil

13

Dobla las piernas de forma que puedas tocarte los talones con las puntas de los dedos

Trabaja a la vez los glúteos y la cara interna del muslo

Elevación amplia de pelvis

Túmbate bocarriba, separa las piernas un poco más del ancho de las caderas, dobla las rodillas y pega los muslos.

1

¡Lo notarás aquí!

Aductores

Glúteos

Deja caer los brazos a ambos lados del cuerpo y toca el suelo con las palmas de las manos

Cuanto más cerca estén las manos de los talones, más trabajarás los glúteo

76

Tumbada bocarriba en el suelo con las rodillas levantadas, eleva la pelvis. El nombre de este ejercicio se debe a que los pies están separados al ancho de los hombros y no de las caderas. **Cuanto más acerques las manos a los talones, más eficaz será el entrenamiento para los glúteos**.

Si además deseas estimular el grupo muscular aductor con más intensidad, cierra las rodillas. Si te resulta difícil mantener las rodillas juntas, colócate un cojín o una toalla entre ellas.

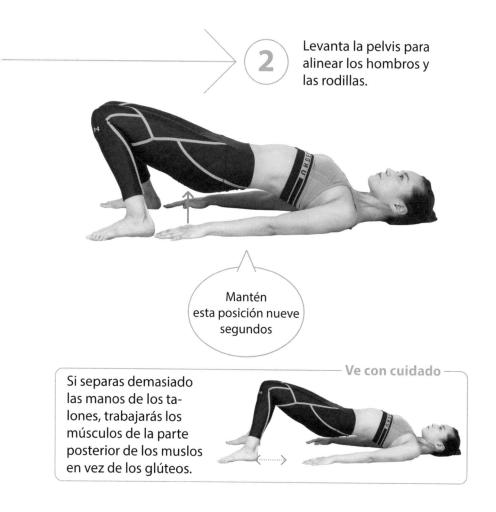

2

Levanta la pelvis para alinear los hombros y las rodillas.

Mantén esta posición nueve segundos

Ve con cuidado

Si separas demasiado las manos de los talones, trabajarás los músculos de la parte posterior de los muslos en vez de los glúteos.

Yoga superfácil

14

Fortalece el obturador interno y mejora tu flexibilidad

Caballito de mar

Colócate a cuatro patas, con las manos y las rodillas en el suelo. **1**

2

Lleva el pecho hacia el suelo. Estira el brazo derecho hacia delante y dobla el izquierdo para que quede por delante de la cara.

Eleva ligeramente la cabeza y mira hacia arriba

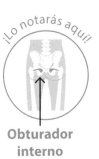

¡Lo notarás aquí!

Obturador interno

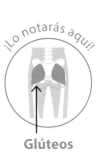

¡Lo notarás aquí!

Glúteos

Con esta postura, que recuerda a un caballito de mar, ponte a cuatro patas y lleva el cuerpo al suelo para elevar una pierna. Al levantarla, lograrás que el peso de los órganos internos no recaiga sobre el suelo pélvico.

Este ejercicio es un poco más complicado y extenuante, pero con él **fortalecerás y estirarás de forma eficaz los obturadores internos de la cadera.** Esta postura es clave para lograr un efecto rejuvenecedor.

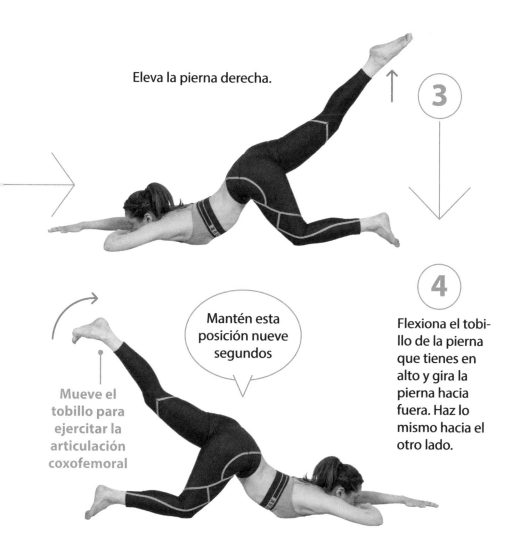

Eleva la pierna derecha.

3

4

Mantén esta posición nueve segundos

Mueve el tobillo para ejercitar la articulación coxofemoral

Flexiona el tobillo de la pierna que tienes en alto y gira la pierna hacia fuera. Haz lo mismo hacia el otro lado.

Preguntas sobre *Yoga superfácil*

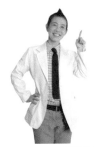

Quizá te surjan algunas dudas e inquietudes antes de empezar a practicar. Aquí tienes algunos consejos para que te sientas más cómoda durante los ejercicios.

P **Siento que mi cuerpo está muy rígido y la postura no se parece a la de la imagen.**

R **No tienes que realizar exactamente la misma postura que ves en la imagen.** Basta con que los ejercicios te supongan un reto asequible y sientas que estiras los músculos. Si continúas practicando, lograrás hacer las posturas a la perfección.

P **¿En qué debo concentrarme mientras mantengo la postura?**

R **Trata de poner toda tu atención en la respiración** para que esta **sea pausada**. No aguantes la respiración durante los nueve segundos por muy difícil que te resulte. Además, procura que **los movimientos sean lentos,** ya que, si hay resistencia al movimiento, los músculos y los tendones pueden dañarse.

P ¿Tengo que practicar todos los días?

R Cuanto más practiques, más beneficios obtendrás. Por tanto, **es mejor que realices un par de posturas cada día que hacerlas todas de vez en cuando.** En caso de que no puedas dedicarles un rato todos los días, elige un día en el que practicar para establecer un hábito que se adapte a tu estilo de vida.

P ¿Cuándo debo practicar: por la mañana o por la noche?

R **Practica en cualquier momento del día durante el que te sientas tranquila y relajada.** Por ejemplo, puedes hacerlo en cuanto te levantes, para empezar el día con el cuerpo y la mente frescos, o antes de acostarte, para dormir bien. Pero no hagas ejercicio en cuanto acabes de comer, espera al menos una hora antes de practicarlo.

P ¿Puedo hacer solo las posturas que prefiera y se me den mejor?

R Según la postura que escojas, trabajarás unas partes del cuerpo u otras, por lo **que es mejor que combines las posturas para realizar un entrenamiento equilibrado** en vez de centrarte en unas pocas. Aunque creas que una postura no se te da muy bien, seguro que después de unos cuantos intentos la dominas por completo. ¡Dales una oportunidad y pruébalas todas!

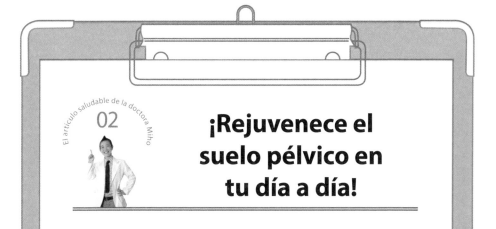

¡Rejuvenece el suelo pélvico en tu día a día!

Quiero recomendarte un buen ejercicio con el que fortalecer los músculos del suelo pélvico. Cuando estés sentada en una silla, ponte lo más cerca posible del borde del asiento, coloca un cojín o una toalla de baño enrollada entre los muslos e intenta aguantar unos cinco minutos. Mantén la espalda recta, el abdomen tenso y aprieta la zona vaginal como si estuvieras aguantándote las ganas de ir al baño. Si te resulta difícil, intenta apretar la zona perianal. Si pasas mucho tiempo sentada frente a un ordenador, este ejercicio es ideal para que lo realices mientras trabajas. Y recuerda, es importante que lo hagas todos los días.

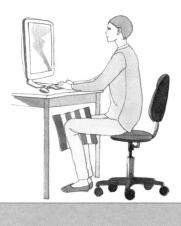

Parte

3

¡Ponte más guapa!

Programa por objetivos

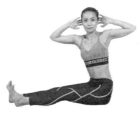

¡Aparenta diez años menos!
Multiplica los efectos de los ejercicios con estos programas

Las catorce posturas que hemos visto en la Parte 2 son muy eficaces para fortalecer los músculos del suelo pélvico y obtener una bonita figura. Esto se debe a que estas posturas trabajan músculos de las partes del cuerpo que deseamos tonificar, como son el abdomen, la cintura, los glúteos y las piernas.

Este método **ha revolucionado el mundo del yoga para retrasar el envejecimiento,** pues fortalece los músculos del suelo pélvico y previene el debilitamiento de la zona de reproducción femenina desde el interior. Sin embargo, como ya se mencionó en la Parte 2, los beneficios del yoga aparecen si somos constantes. Si eres una practicante habitual de yoga, añade las posturas de este libro a tu rutina; si no tienes una rutina de ejercicios o eres principiante, **fíjate un objetivo de dos semanas y practica a diario.**

Lo ideal es que combines entre tres y cinco posturas al día, como se especifica en el apartado «Cinco consejos básicos» (páginas 50 y 51), pero si quieres ir poco a poco, prueba una postura nueva cada día.

Una vez hayas completado el ciclo de dos semanas, repítelo. En aproximadamente un mes, habrás ejercitado todo el cuerpo de forma homogénea y notarás un cambio en tu figura.

Si quieres centrarte en alguna zona específica del cuerpo, te recomiendo que sigas alguno de los programas combinados para conseguir unos resultados increíbles. Un programa básico consiste en seguir de forma ordenada las catorce posturas que has aprendido, mientras que un programa especial se centra en áreas específicas.

En la Parte 3, **te mostraré las mejores combinaciones de posturas para lograr los cuatro objetivos principales que buscan mis alumnas: cintura, piernas, bajo abdomen y glúteos**.

He seleccionado entre tres y cuatro posturas con las que trabajar cada parte del cuerpo. No te preocupes si no puedes realizar alguna, también he creado un programa diario con el que podrás progresar sin dificultad desde el primer día (páginas 90 y 91).

Intenta practicarlas durante catorce días, valora las pequeñas variaciones en tu respiración, cómo perfeccionas las posturas hasta que te sientas más cómoda y aprecias los cambios en tu figura.

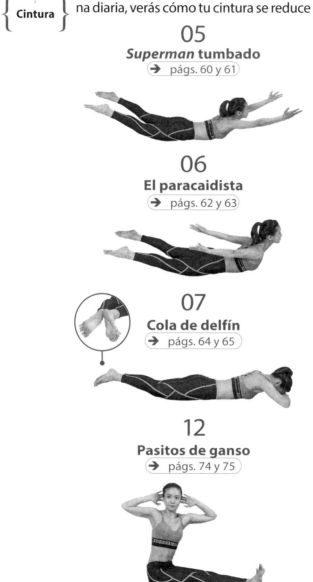

Pinpoint
Programa específico

1

{ **Cintura** }

Las cinturas bien definidas son un símbolo de feminidad. Cuanto más estrecha es la cintura, más jóvenes parecemos. Sin embargo, es una zona muy engañosa. Muchas mujeres de mediana y avanzada edad aseguran haber perdido peso, pero no consiguen recuperar su cintura. Al incorporar estas cuatro posturas a tu rutina diaria, verás cómo tu cintura se reduce poco a poco.

05
Superman tumbado
(➔ págs. 60 y 61)

06
El paracaidista
(➔ págs. 62 y 63)

07
Cola de delfín
(➔ págs. 64 y 65)

12
Pasitos de ganso
(➔ págs. 74 y 75)

¿Separas las piernas de forma inconsciente cuando te sientas? Esa es una señal de que no estás usando ni los músculos del suelo pélvico ni los de los muslos. Esta postura provocará una deformación en la silueta de la parte inferior de tu cuerpo. Si este es tu caso, prueba a incluir estas tres posturas en tu rutina diaria; son una forma estupenda de fortalecer los músculos del tren inferior y de que tus piernas estén más estilizadas.

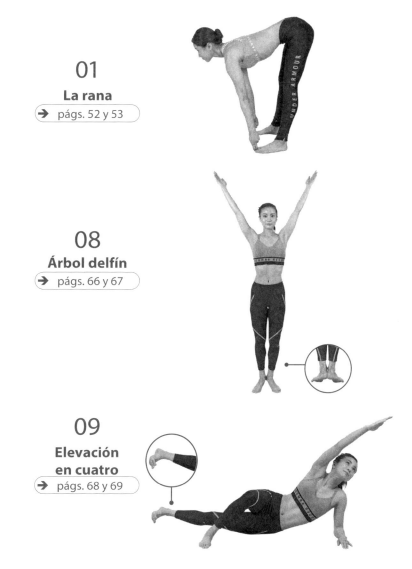

01
La rana

→ págs. 52 y 53

08
Árbol delfín

→ págs. 66 y 67

09
Elevación en cuatro

→ págs. 68 y 69

Pinpoint
Programa
específico

3

{ **Bajo**
abdomen }

¿Por qué la grasa en el abdomen se resiste a desaparecer a pesar de las dietas? La zona baja del abdomen tiende a sufrir de flacidez porque la pelvis se inclina hacia atrás, lo que provoca que los músculos del suelo pélvico se distiendan. Las posturas que te he presentado en este libro son eficaces para fortalecer dicha zona y, por tanto, para hacer desaparecer la flacidez del bajo vientre. Estos tres ejercicios son muy eficaces para reducir el tamaño del abdomen.

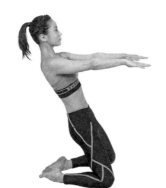

03
Equilibrio en Z
→ Págs. 56 y 57

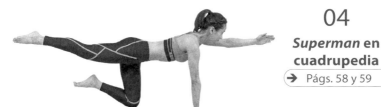

04
Superman en cuadrupedia
→ Págs. 58 y 59

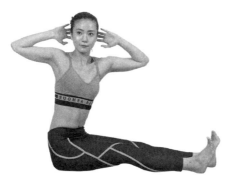

12
Pasitos de ganso
→ Págs. 74 y 75

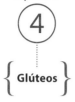
Para lograr un efecto rejuvenecedor en la parte posterior del cuerpo debes tener unos glúteos firmes y tonificados. Los traseros flácidos o planos hacen que una persona parezca más rechoncha y bajita de lo que es en realidad. El glúteo mayor es uno de los músculos más extensos del cuerpo humano y es al que le debemos la forma de nuestro trasero. Si combinas estas cuatro posturas, lograrás un trasero bonito y quemarás muchas calorías y grasa.

09
Elevación en cuatro
→ págs. 68 y 69

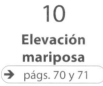
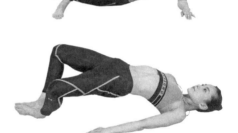

10
Elevación mariposa
→ págs. 70 y 71

11
El patinador
→ págs. 72 y 73

13
Caballito de mar
→ págs. 78 y 79

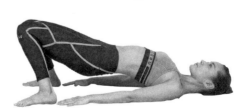

Programa por zonas de catorce días

{ # Programa por zonas de catorce días }

¡Multiplica los resultados!
Con estos programas que he elaborado, obtendrás los resultados que deseas en tan solo dos semanas.

Piernas			Cintura		
Día 1— La rana		01	**Día 1**— *Superman* tumbado		05
Día 2— Árbol delfín		08	**Día 2**— El paracaidista		06
Día 3— Elevación en cuatro		09	**Día 3**— Cola de delfín		07
Día 4— La rana		01	**Día 4**— Pasitos de ganso		12
Día 5— Árbol delfín		08	**Día 5**{ *Superman* tumbado		05
Día 6— Elevación en cuatro		09	El paracaidista		06
Día 7{ La rana		01	**Día 6**{ *Superman* tumbado		05
Árbol delfín		08	Cola de delfín		07
Día 8{ La rana		01	**Día 7**{ *Superman* tumbado		05
Elevación en cuatro		09	Pasitos de ganso		12
Día 9{ Árbol delfín		08	**Día 8**{ El paracaidista		06
Elevación en cuatro		09	Cola de delfín		07
Día 10{ La rana		01	**Día 9**{ El paracaidista		06
Árbol delfín		08	Pasitos de ganso		12
Elevación en cuatro		09	**Día 10**{ Cola de delfín		07
Día 11{ La rana		01	Pasitos de ganso		12
Árbol delfín		08	**Día 11**{ *Superman* tumbado		05
Elevación en cuatro		09	El paracaidista		06
Día 12{ La rana		01	Cola de delfín		07
Árbol delfín		08	**Día 12**{ *Superman* tumbado		05
Elevación en cuatro		09	Cola de delfín		07
Día 13{ La rana		01	Pasitos de ganso		12
Árbol delfín		08	**Día 13**{ *Superman* tumbado		05
Elevación en cuatro		09	El paracaidista		06
Día 14{ La rana		01	Pasitos de ganso		12
Árbol delfín		08	**Día 14**{ El paracaidista		05
Elevación en cuatro		09	Cola de delfín		07
			Pasitos de ganso		12

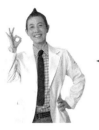

¿Has notado algún cambio del primer día al último? Sigue las pautas del programa y apunta lo que notas y sientes tras hacer cada postura, lo cómoda que te sientes con cada una y cualquier cambio que hayas percibido en tu cuerpo.

Glúteos

Día 1 — Elevación en cuatro — 09

Día 2 — Elevación mariposa — 10

Día 3 — El patinador — 11

Día 4 — Caballito de mar — 14

Día 5 — Elevación en cuatro — 09
Elevación mariposa — 10

Día 6 — Elevación en cuatro — 09
El patinador — 11

Día 7 — Elevación en cuatro — 09
Caballito de mar — 14

Día 8 — Elevación mariposa — 10
El patinador — 11

Día 9 — Elevación mariposa — 10
Caballito de mar — 14

Día 10 — El patinador — 11
Caballito de mar — 14

Día 11 — Elevación en cuatro — 09
Elevación mariposa — 10
Caballito de mar — 14

Día 12 — Elevación en cuatro — 09
Elevación mariposa — 10
Caballito de mar — 14

Día 13 — Elevación en cuatro — 09
El patinador — 11
Caballito de mar — 14

Día 14 — Elevación mariposa — 10
El patinador — 11
Caballito de mar — 14

Bajo abdomen

Día 1 — Equilibrio en Z — 03

Día 2 — *Superman* en cuadrupedia — 04

Día 3 — Pasitos de ganso — 12

Día 4 — Equilibrio en Z — 03

Día 5 — *Superman* en cuadrupedia — 04

Día 6 — Pasitos de ganso — 12

Día 7 — Equilibrio en Z — 03
Superman en cuadrupedia — 04

Día 8 — Equilibrio en Z — 03
La rana — 01

Día 9 — *Superman* en cuadrupedia — 04
Pasitos de ganso — 12

Día 10 — Equilibrio en Z — 03
Superman en cuadrupedia — 04
Pasitos de ganso — 12

Día 11 — Equilibrio en Z — 03
Superman en cuadrupedia — 04
Pasitos de ganso — 12

Día 12 — Equilibrio en Z — 03
Superman en cuadrupedia — 04
Pasitos de ganso — 12

Día 13 — Equilibrio en Z — 03
Superman en cuadrupedia — 04
Pasitos de ganso — 12

Día 14 — Equilibrio en Z — 03
Superman en cuadrupedia — 04
Pasitos de ganso — 12

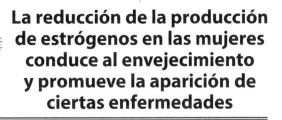

03 La reducción de la producción de estrógenos en las mujeres conduce al envejecimiento y promueve la aparición de ciertas enfermedades

Los estrógenos, la hormona femenina, forman parte de nuestras vidas. Una vez llegamos a la menopausia, la disminución de estrógenos provoca muchos problemas de belleza y de salud. Una piel húmeda e hidratada y un cabello brillante y voluminoso son algunos de los efectos de los estrógenos en el cuerpo. Sin embargo, cuando la producción de esta hormona se reduce, la piel pierde firmeza, luminosidad e hidratación, y el cabello se vuelve fino y seco.

Los estrógenos también ayudan a reducir los niveles de colesterol, pues el cuerpo aprovecha el colesterol como fuente para producir más estrógenos. Por tanto, con la llegada de la menopausia, existe la posibilidad de que estos niveles suban y provoquen otros problemas de salud entre los que se encuentra la osteoporosis.

Los niveles de estrógenos descienden hasta que son inferiores a los de los hombres. Si quieres vivir plenamente después de la menopausia, es de vital importancia que estés preparada para el declive de los estrógenos.

Parte

4

Alivia el cuerpo y la mente. El yoga en tu vida

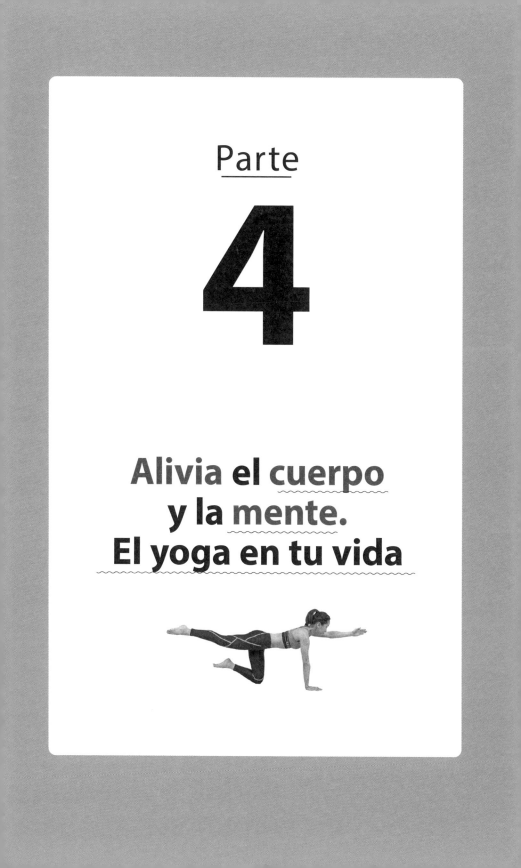

El yoga es la solución a tus problemas. ¡Cambia tu vida!

El síndrome premenstrual (SPM) y los periodos dolorosos son difíciles de llevar. Te sientes irritable, estás cansada, no duermes bien… Todas las mujeres, con independencia de su edad, experimentan **malestares y, en muchas ocasiones, no les dan la importancia necesaria.**

Una de las razones es que el cuerpo y la mente de una mujer están muy influenciados por las hormonas, cuyos niveles varían durante el ciclo menstrual y a lo largo de su vida. La segunda razón es que sus cuerpos cambian inmensamente a lo largo de las distintas etapas de la vida, lo que los somete a mucho estrés y tensión. Durante el periodo de madurez sexual, en el que se incluyen acontecimientos como el matrimonio, el embarazo y el parto, y el periodo que empieza con la entrada en la menopausia, son momentos en los que los cambios vitales, físicos y mentales suceden al mismo tiempo. En la actualidad, muchas mujeres trabajan a tiempo completo a la vez que desempeñan sus roles como esposas y madres.

Esto provoca que muchas mujeres abandonen o descuiden pequeños malestares, pues piensan que se debe a su constitución o a que tienen que acostumbrarse a vivir con ellos.

Pero, entonces, ¿cómo es posible que tu calidad de vida se vea afectada por una dolencia menor que no merece una visita al hospital? Al liberarte de estas dolencias, disfrutarás mucho más de la vida.

El yoga te ayudará a aliviar el dolor y las molestias que padeces. La característica más sobresaliente del yoga es la respiración pausada. En concreto, la exhalación permite que el sistema nervioso parasimpático se active y eso facilita que el cuerpo se relaje y libere el estrés y la tensión.

Los movimientos lentos también ayudan a relajar los músculos y a desarrollar la flexibilidad. A medida que los músculos se destensan, el flujo sanguíneo mejora y el dolor se reduce. **El noventa por ciento de los problemas de las mujeres pueden solucionarse con el yoga.** Y no es una exageración. Después de muchos años practicando y enseñando yoga, estoy totalmente convencida de ello.

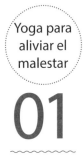

Yoga para
aliviar el
malestar

01

Dolores menstruales

Al estimular el flujo sanguíneo del iliopsoas, que pasa por la zona inguinal, **aliviarás la congestión de la cavidad pélvica y los dolores menstruales causados por la pesadez y la baja temperatura de la zona pélvica.**

Durante la menstruación no recomiendo que realices las posturas en las que la cadera esté por encima de la cabeza, ya que hay mayor posibilidad de que la sangre vuelva a fluir hacia el interior de la cavidad abdominal.

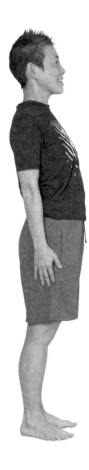

1

Colócate
de pie.

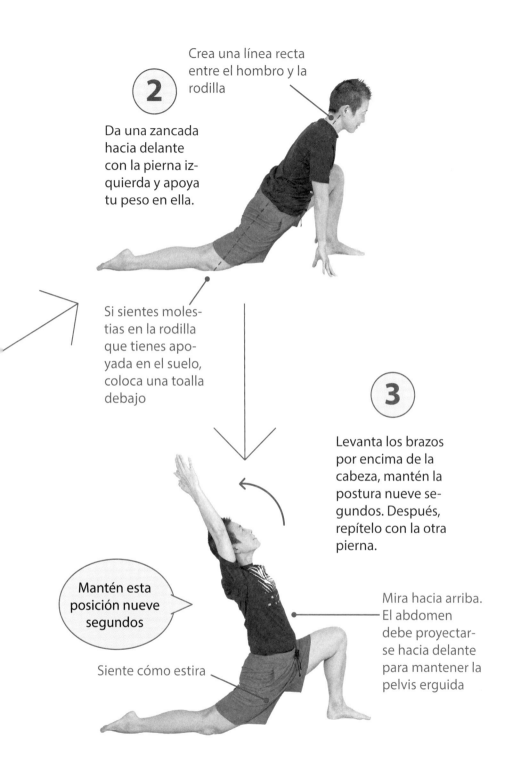

2

Crea una línea recta entre el hombro y la rodilla

Da una zancada hacia delante con la pierna izquierda y apoya tu peso en ella.

Si sientes molestias en la rodilla que tienes apoyada en el suelo, coloca una toalla debajo

3

Levanta los brazos por encima de la cabeza, mantén la postura nueve segundos. Después, repítelo con la otra pierna.

Mantén esta posición nueve segundos

Siente cómo estira

Mira hacia arriba. El abdomen debe proyectarse hacia delante para mantener la pelvis erguida

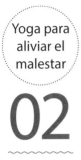

Yoga para aliviar el malestar

02

Insomnio

Cuando dormimos, la temperatura corporal del interior de nuestro cuerpo disminuye y el exceso de calor de las extremidades se libera. En Japón se dice que, cuando las manos de los bebés y los niños están calientes, es indicio de que tienen sueño, algo que también es aplicable a los adultos. Con esta postura, **calentarás los dedos de los pies al agarrarlos con las manos, lo que ayuda a bajar la temperatura corporal interna y a conciliar el sueño.** Practica esta postura en la cama antes de ir a dormir.

Túmbate bocarriba con los brazos y las piernas estirados, completamente relajados.

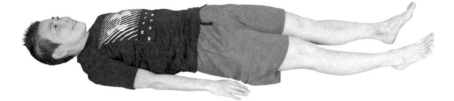

Mantén esta posición nueve segundos

Separa las rodillas, elévalas y acércalas a cada costado del abdomen. Entrelaza los dedos de las manos con los de los pies.

2

Aprieta fuerte los dedos

Apoya las manos en los empeines y entrelaza los dedos de las manos con los de los pies

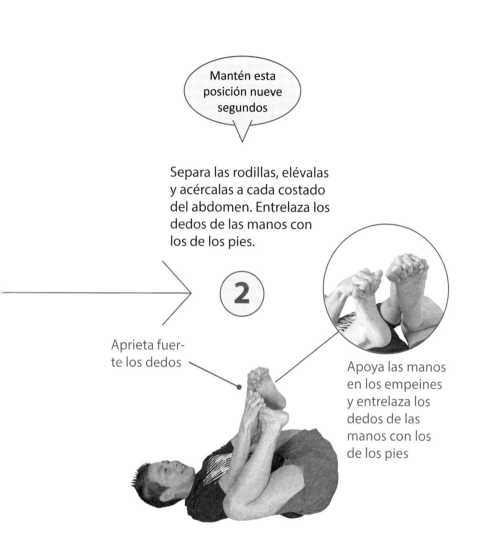

Si te resulta difícil...

En caso de que no puedas enlazar los dedos de los pies con los de las las manos, agárrate los pies y envuelve los dedos desde arriba, como se muestra en la imagen.

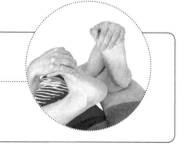

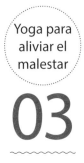

Yoga para aliviar el malestar

03

Rigidez en los hombros

La principal causa de la rigidez en los hombros es la mala movilidad de los omóplatos provocada por la separación de las escápulas al encorvar la espalda, algo habitual si una pasa muchas horas sentada frente a un ordenador o frente al móvil. Si dejas las escápulas inmóviles, **tu rango de movimiento se reducirá y perderás flexibilidad, lo que hará que cada vez te cueste más mover los hombros**. Esta postura te ayudará a elevar los omóplatos y a aumentar el rango de movimiento de las articulaciones de los hombros para prevenir y reducir la rigidez.

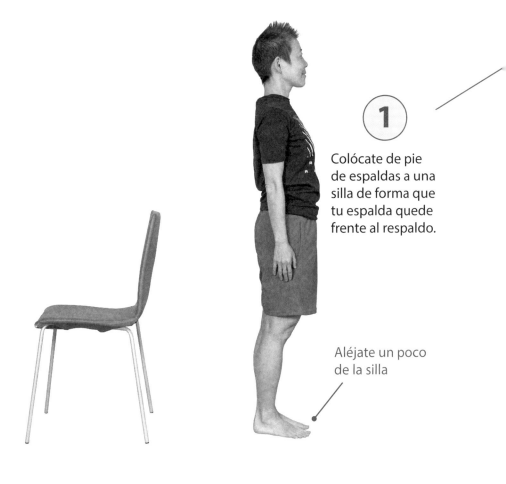

1

Colócate de pie de espaldas a una silla de forma que tu espalda quede frente al respaldo.

Aléjate un poco de la silla

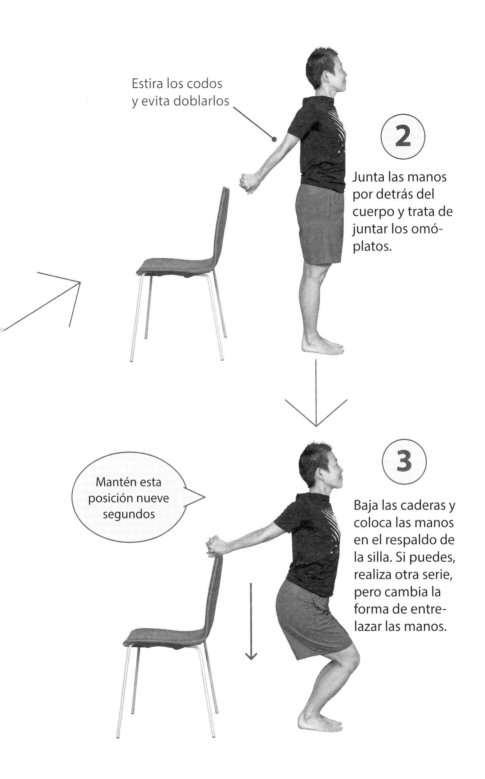

Estira los codos
y evita doblarlos

2

Junta las manos
por detrás del
cuerpo y trata de
juntar los omó-
platos.

Mantén esta
posición nueve
segundos

3

Baja las caderas y
coloca las manos
en el respaldo de
la silla. Si puedes,
realiza otra serie,
pero cambia la
forma de entre-
lazar las manos.

Yoga para aliviar el malestar

04

Dolor lumbar

La columna vertebral presenta una ligera curva en S que permite liberar parte del peso de la parte superior del cuerpo para que las plantas de los pies no carguen con el peso de todo el cuerpo. Sin embargo, **si la pelvis no está en la posición que debería, ya sea porque está inclinada hacia delante o hacia atrás, el peso de la parte superior del cuerpo se concentra en la zona lumbar y provoca un dolor de espalda crónico.** La inclinación de la espalda se origina por una mala postura y por la debilidad muscular. Con esta postura, trabajarás el músculo transverso abdominal, uno de los encargados de estabilizar la cadera, y te ayudará a despedirte del dolor de espalda.

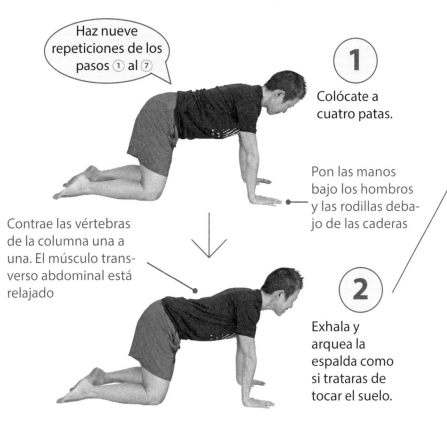

Haz nueve repeticiones de los pasos ① al ⑦

1

Colócate a cuatro patas.

Pon las manos bajo los hombros y las rodillas debajo de las caderas

Contrae las vértebras de la columna una a una. El músculo transverso abdominal está relajado

2

Exhala y arquea la espalda como si trataras de tocar el suelo.

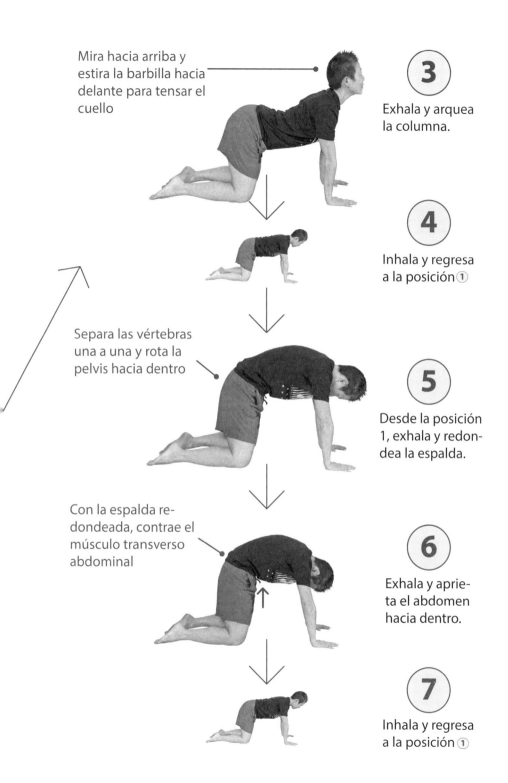

Mira hacia arriba y estira la barbilla hacia delante para tensar el cuello

3

Exhala y arquea la columna.

4

Inhala y regresa a la posición ①

Separa las vértebras una a una y rota la pelvis hacia dentro

5

Desde la posición 1, exhala y redondea la espalda.

Con la espalda redondeada, contrae el músculo transverso abdominal

6

Exhala y aprieta el abdomen hacia dentro.

7

Inhala y regresa a la posición ①

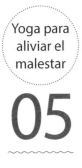

Yoga para aliviar el malestar

05

Vista cansada

La vista cansada aparece cuando los múscu-los que rodean los ojos se fatigan. Un masaje es bueno para aliviar la tensión directamente, pero la piel y los músculos que rodean los ojos son muy finos y delicados, por lo que la mejor opción es **relajar los músculos de la nuca.** Para ello debemos hacer presión con los pul-gares a lo largo del cuello. Con esto sentirás los ojos más descansados.

Entrelaza las manos por detrás de la cabeza y apoya los pulgares en el cuello.

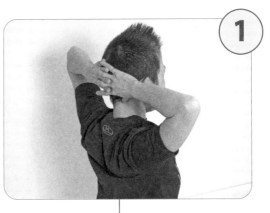

Cambia la posición de los dedos y céntrate en las zonas más tensas para relajar los músculos del cuello por completo

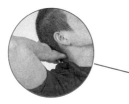

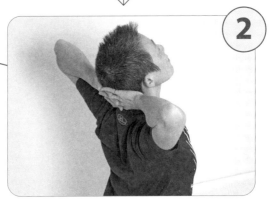

Inclina la cabeza hacia atrás y haz fuerza sobre el cue-llo para sostener el peso de la cabeza con los pulgares.

Consejos para gestionar los cambios hormonales

La salud de las mujeres se ve muy influenciada por las dos hormonas producidas por los ovarios: los estrógenos (hormona folicular) y la progesterona (progestágeno). A continuación, te daré algunos consejos para ayudarte a sobrellevar los cambios hormonales en las diferentes etapas de la vida para que tengas una vida más saludable.

La menstruación

Durante el periodo premenstrual, los niveles de progesterona aumentan y te sientes cansada e hinchada. **Lleva una dieta equilibrada que incluya vitaminas del grupo B y minerales, así como productos con soja, que contienen isoflavonas, que actúan como sustituto de los estrógenos.** El síndrome premenstrual puede tratarse con píldoras anticonceptivas y hierbas medicinales, pero habla con tu ginecólogo para averiguar qué opción te conviene más.

Si los dolores menstruales se intensifican de golpe, los analgésicos dejan de hacerte efecto o el sangrado aumenta, es posible que padezcas de endometriosis o fibromas. Si notas cualquier cambio en tus menstruaciones, acude al ginecólogo para que te realice una ecografía cuanto antes.

El embarazo y el parto

Sigue una dieta equilibrada que incluya proteínas, vitaminas, minerales y grasas, y procura no consumir demasiada sal ni azúcar. Cuando las náuseas matutinas disminuyan, come lo que puedas en pequeñas cantidades.

Evita fumar y consumir bebidas alcohólicas y consulta a tu médico sobre la toma de suplementos. **El ejercicio moderado, como el yoga, se recomienda para controlar el peso y mitigar la depresión posparto.**

Tras el parto, es conveniente que descanses y trabajes poco a poco los músculos del suelo pélvico con ejercicios como la elevación amplia de pelvis.

Debido a la repentina disminución de los niveles de hormonas tras el parto y durante la lactancia, pueden aparecer síntomas similares a los de la depresión posparto y la menopausia. En la mayoría de los casos, son temporales, así que no te preocupes, desaparecerán con el tiempo.

La menopausia

Los síntomas de la menopausia suelen aparecer unos cinco años antes del cese de la menstruación. La edad media de la menopausia de las mujeres japonesas es de 50,5 años, lo que las sitúa en el rango de mujeres entre los 45 y los 55 años.

A partir de ese momento, se producen una serie de cambios en el cuerpo de las mujeres, como la disminución de la función de los ovarios, que producen algunos de los siguientes síntomas: sofocos, sudoración excesiva, sensación de frío, cansancio, dolores de cabeza, rigidez de hombros, mareos, irritabilidad, depresión, pérdida de motivación, dolor de espalda, dolor articular, dolor muscular, rigidez de las manos, hinchazón, entumecimiento y sequedad de la piel. Estos son más intensos durante los dos años previos y posteriores a la menopausia.

Si se dan síntomas graves, los tratamientos como la terapia hormonal sustitutiva (THS) pueden ayudar. La terapia hormonal sustitutiva es un tratamiento para los efectos de la menopausia que consiste en dar al cuerpo estrógenos complementarios, ya que no produce los suficientes. Si experimentas alguno de los síntomas mencionados, en función de tus síntomas y tu estado de salud, te recetarán medicación oral (pastillas) o transdérmica (parches o geles).

Este tratamiento también es eficaz para prevenir la osteoporosis, por lo que, si sufres de alguno de los síntomas de la menopausia, no dudes en acudir a tu ginecólogo.

¿Conoces los beneficios de las isoflavonas de la soja para las mujeres? Las isoflavonas, también denominadas fitoestrógenos, se metabolizan en el intestino y actúan de forma similar a los estrógenos, por lo que **es recomendable incluir productos de soja como el *natto* o el tofu, tanto en crudo como frito, en tu dieta diaria.** Los productos con soja contribuyen a la producción de equol, una sustancia que ha llamado la atención de los científicos en los últimos años. Esta se metaboliza a partir de la daidzeína, una isoflavona, y, aunque no tiene el mismo efecto inmediato que la terapia hormonal sustitutiva, se ha comprobado que mejora los sofocos, las arrugas y la salud de los huesos. Si tu cuerpo no metaboliza las isoflavonas de la soja, prueba los suplementos de equol para mitigar los síntomas de la menopausia.

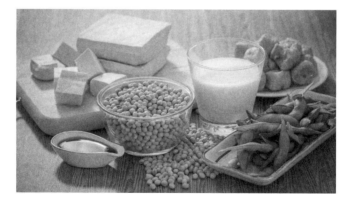

Los productos de soja como el natto (soja fermentada), el tofu y la leche de soja son buenos aliados para las mujeres. Las vainas de soja (edamame) se cosechan cuando aún no han madurado.

¡Ama tu cuerpo a través del yoga y vive tu vida de la mejor forma!

Como hemos visto, las hormonas de una mujer fluctúan tanto a lo largo de su vida como durante el ciclo menstrual. **Es natural que esto les afecte y haya periodos en los que se encuentren peor que en otros.**

Si estás experimentando los síntomas del síndrome premenstrual o de la menopausia, no te preocupes si te alteras debido al desequilibro hormonal y pide ayuda si la necesitas. Es posible que no seas consciente del ciclo de bienestar y malestar, pero, una vez descubras el efecto que tienen las hormonas en tu cuerpo, podrás poner remedio a los síntomas. Una de las formas de hacerlo es a través del yoga.

El yoga es una disciplina que se domina con el tiempo. De hecho, cuanto más tiempo lo practiques, más cambios observarás no solo en el cuerpo, sino también en la mente.

Si te sientes cansada, toma un baño relajante o acuéstate pronto. **A través del yoga, tomas consciencia de lo que tu cuerpo desea y hace en cada momento y puedes imaginar cómo será dentro de diez, veinte o cincuenta años.** Esto es el significado de amar tu cuerpo y darle los cuidados que necesita. Con el yoga aprenderás a escuchar la voz interior de tu cuerpo y a llevar una larga vida saludable.

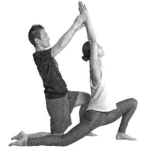

EPÍLOGO

Muchas gracias por haberte tomado el tiempo de llegar hasta el final de este libro.

Las mujeres embarazadas y aquellas que ya han pasado por un parto tendrán los músculos del suelo pélvico más debilitados, por lo que serán más propensas a sufrir pérdidas de orina. La disfunción de los músculos del suelo pélvico puede reducir considerablemente la calidad de vida. Por desgracia, a pesar del gran número de casos, se carece de estudios y métodos eficaces para ponerle remedio en la práctica médica japonesa.

Por este motivo, el objetivo de este libro es dar a conocer los músculos del suelo pélvico y difundir cómo cuidarlos para que la calidad de vida de las mujeres no se vea afectada.

La sociedad actual nos bombardea constantemente con información de todo tipo y, en muchas ocasiones, nos vemos superados e incapaces de diferenciar la información falsa de la verdadera y útil.

Podemos categorizar la información en absolutamente correcta, mayormente correcta y probablemente incorrecta. De estas tres, la primera de ellas es casi intocable. Para decidir qué es incuestionable y lo que no, necesitas tener un punto de vista analítico. La próxima vez que leas o escuches una noticia, pregúntate quién da la información, qué fuentes la respaldan y si merece la pena darle credibilidad.

Por último, pero no por ello menos importante, quisiera agradecer a Manami Iga y a las otras muchas personas que han colaborado en la elaboración de este libro.

Espero que *Yoga superfácil* te haya ayudado a enriquecer tu vida y a vivirla más plenamente. Toma tus propias decisiones y crea tu vida con ellas. Espero que este libro te resulte de utilidad durante muchos años.

Miho Takao

Miho Takao

Miho Takao es directora adjunta de IHC Omotesando, una clínica de salud integral para mujeres. Doctora en Medicina, especialista en Obstetricia y Ginecología, y médico deportiva, se graduó en la Facultad de Medicina de la Universidad Jikei y trabajó como profesora adjunta en el Departamento de Obstetricia y Ginecología del mismo hospital universitario. Además de prestar servicios ambulatorios de obstetricia y ginecología, también ofrece apoyo médico a deportistas. Es una entusiasta del yoga desde hace muchos años y, además de su práctica médica, es maestra de yoga y viaja por todo Japón para dar conferencias y charlas sobre esta disciplina y medicina.

Esperamos que haya disfrutado
de *Yoga superfácil,* de Miho Takao,
y le invitamos a visitarnos
en www.kitsunebooks.org,
donde encontrará más información
sobre nuestras publicaciones.

Recuerde que también puede seguir
a Kitsune Books en redes sociales
o suscribirse a nuestra *newsletter.*

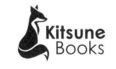